孕妇学校新课堂

罗 煜 黄美华 主编

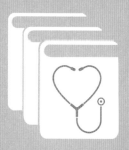

U0325093

湖南科学技术出版社

·长 沙·

图书在版编目（ＣＩＰ）数据

孕妇学校新课堂 / 罗煜，黄美华主编. — 长沙 :湖南科学技术出版社，2023.2

ISBN 978-7-5710-1905-1

Ⅰ．①孕⋯ Ⅱ．①罗⋯ ②黄⋯ Ⅲ．①孕妇－妇幼保健 Ⅳ．①R715.3

中国版本图书馆 CIP 数据核字(2022)第 213481 号

YUNFU XUEXIAO XINKETANG

孕妇学校新课堂

主　　编：罗　煜　黄美华

出 版 人：潘晓山

责任编辑：袁　军

出版发行：湖南科学技术出版社

社　　址：长沙市芙蓉中路一段 416 号泊富国际金融中心

网　　址：http://www.hnstp.com

湖南科学技术出版社天猫旗舰店网址：

　　　　http://hnkjcbs.tmall.com

邮购联系：0731-84375808

印　　刷：长沙新湘诚印刷有限公司

　　　　（印装质量问题请直接与本厂联系）

厂　　址：长沙市开福区伍家岭街道新码头路 9 号

邮　　编：410008

版　　次：2023 年 2 月第 1 版

印　　次：2023 年 2 月第 1 次印刷

开　　本：710mm×1000mm　1/16

印　　张：12.5

字　　数：201 千字

书　　号：ISBN 978-7-5710-1905-1

定　　价：40.00 元

《孕妇学校新课堂》编委会

主　审：刘景诗

主　编：罗　煜　黄美华

副主编：龙旭胤　全清华　阳　贞　胡丽君

编　者：（按姓氏笔画排序）

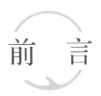

前　言

　　从备孕到怀孕，到诞下宝宝，准妈妈的脑海里有十万个为什么。夫妻身体健康需要做孕前优生检查吗？如何进行产前检查？孕期可能出现哪些问题与不适？孕期能否有性生活？如何合理控制孕期体重增长？分娩的信号有哪些？分娩是不是很痛？产后如何恢复身材？产后头几天的初乳少，怎么办？新生宝宝的特殊表现和照护要点有哪些？如何给宝宝接种疫苗？……为了减少准妈妈的困惑和焦虑，我们邀请省级三甲妇幼保健院的孕前优生科、产科、遗传科、营养科、心理科、新生儿科、儿童保健科、儿童五官科等专家精心编写《孕妇学校新课堂》一书，将准妈妈经常咨询的孕产期问题提炼出来并给予权威而专业的解答。本书内容详实，严谨且不失趣味性。

　　本书分备孕有方、孕期健康生活方式、平安分娩、科学坐月子四个部分，内容逐步递进，告诉准妈妈如何科学孕育健康宝宝，如何做健康快乐的妈妈。希望这本书能伴随准妈妈优雅而从容地度过孕育时光。

　　本书可作为准爸准妈和新手爸妈的健康知识读本，还可为孕妇学校教师提供参考。

主　编

2022 年 10 月 8 日

目　录

✿ 第一部分　备孕有方

✳ 第二部分　孕期健康生活方式

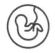

❋ 第三部分 平安分娩

❋ 第四部分　科学坐月子

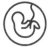

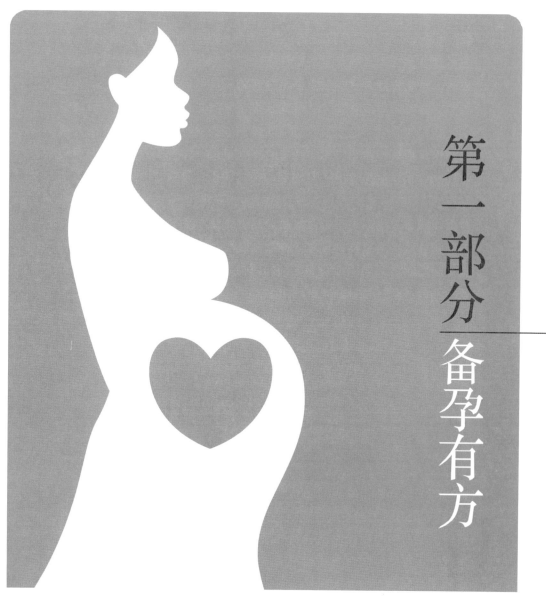

第一部分 备孕有方

✳ 第一课　什么时候怀孕好？

长辈们都说生宝宝要趁早，年轻人却认为要到事业有成之后再生宝宝。那么，到底是早生好还是晚生好呢？从优生优育的角度来说，选择合适的年龄怀孕有利于母婴健康。下面孕产保健专家就有关生育时间的常见疑惑进行解答。

◎ 怀孕趁早且越早越好吗？

女性的最佳生育年龄是 25～30 岁，这个年龄段的卵子质量最佳，生育力最强。如果女性在 20 岁以前生育，不仅影响母体的发育和健康，难产率升高，还可能导致胎儿发育不良。当然，也不宜太迟生育，35 岁以上女性生育，会增加出生缺陷、流产、早产、不良妊娠结局等的风险。因此，女性生育年龄不宜低于 20 岁，不超过 35 岁。

男性的最佳生育年龄为 25～35 岁。男性在 35 岁以后精子的死亡率和畸形率会渐渐升高，受孕率降低，导致生育能力下降，出生缺陷发生率明显提高。

◎ 春天怀孕最好吗？

春夏秋冬任何季节都可以怀孕，关键是夫妻双方的身体都处于健康状态。

科学备孕也很重要：准备怀孕前 3～6 个月，夫妻双方做好孕前优生健康检查，保持愉悦心情和均衡饮食，提前补充叶酸，戒烟限酒，加强身体锻炼，保持正常的体重，避免有毒有害环境和随意用药。女性在月经干净后有科学、规律的性生活，频率或次数以双方不觉得疲劳为妥。

◎ 顺产后间隔多长时间可以再怀孕？

世界卫生组织建议，足月活产后，合适的妊娠间隔为 2～5 年，妊娠间隔＞5 年会增加子痫前期的风险。我国研究表明，顺产后下次妊娠间隔 1.5～2 年合适。对于＞35 岁的高龄产妇，建议足月活产后间隔

1年再怀孕，以降低短妊娠间隔不良并发症的风险和年龄增长带来不孕不育的风险。

如果前次分娩时有产后大出血，孕期有妊娠高血压、糖尿病等情况，再次妊娠前需经医生评估。

◎ 剖宫产后间隔多长时间可以再怀孕？

第一胎做剖宫产手术的妈妈想要怀二胎，要等子宫瘢痕愈合好再生二胎。剖宫产术后 2~3 年是子宫切口愈合的最佳时期，也是再次妊娠的最佳时期。在严格避孕 2 年后孕前检查无妊娠禁忌证的情况下，宜尽早计划妊娠。间隔时间太短容易出现瘢痕愈合不佳，间隔时间太长，如超过 5 年以上，瘢痕组织挛缩、弹性差，也会对妊娠造成不利影响。如果间隔不到 2 年又怀孕了，不建议轻易终止妊娠，应及时去医院进行检查，根据医生的建议再做决定。

剖宫产术后高龄瘢痕子宫女性（年龄＞35 岁），建议在术后 1~2 年再次妊娠为宜。孕前应到医院仔细评估，请医生针对妊娠风险给出评估意见，由本人及其家属做出是否再妊娠的决定。如果有再妊娠的意愿，应在医生的指导下做好再孕准备。

✳ 第二课　怀孕只是妻子的事吗？

在孕前检查门诊，经常有人问"医生，我和老公已经备孕一年了还没怀上，我会不会是不孕体质？""医生，我想生个儿子，有什么秘籍？""医生，我不抽烟，但是我老公每天抽烟 1~2 包，一定要戒烟吗？"很多人都认为怀孕只是妻子的事情，与老公关系不大。事实真是如此吗？听听专家的说法吧！

◎ 能否怀孕取决于妻子吗？

我们首先来了解一下怀孕的过程和基本条件。

卵巢排出正常的卵子后，被输卵管输送到输卵管壶腹部等待受精。性交后精子通过子宫到达输卵管壶腹部与卵子相遇并受精，形成受精卵；受精卵再经输卵管输送到子宫腔内找到合适的位置着床，并在子宫腔内生长发育直至分娩。

怀孕的基本条件包括种子、土壤、生命的管道和全身环境。种子即卵子（妻子提供）和精子（丈夫提供），土壤即子宫（妻子提供），生命的管道即输卵管（妻子提供）和输精管（丈夫提供），全身环境即免疫和代谢因素等（妻子、丈夫共同提供）。

因此，能否怀孕不仅仅取决于妻子，丈夫也很重要。夫妻同居有正常性生活，未避孕超过 1 年，由于男方因素致使女方未能受孕的就称为男性不育症。多项研究表明：不孕不育症的病例中，有 30％～50％是由男性因素导致的。遗传、职业、环境和不良习惯等因素都有可能引起男性不育。

◎ 胎儿性别由妻子决定吗？

胎儿的性别通常是由丈夫一方所决定的。丈夫的性染色体为 XY，妻子的为 XX，妻子提供给胎儿的性染色体只有一种可能，那就是 X，而丈夫提供给胎儿的却有两种可能，即 X 或 Y，当妻子的卵子与丈夫的精子结合形成受精卵，如果结合的受精卵是 XX 染色体（即携带 X 染色体的精子与卵子结合），那么胎儿的性别则为女孩，若结合的受精卵是 XY（即携带 Y 染色体的精子与卵子结合），胎儿的性别则为男孩。由此可见，丈夫是决定后代性别的关键因素。

◎ 丈夫抽烟喝酒对怀孕有影响吗？

丈夫抽烟喝酒可损害睾丸功能，抑制雄激素的合成，导致性欲减退、阳痿；也可导致丈夫精子密度降低、活动能力降低、精子畸形率增高，从而影响受孕与胚胎发育，使男性不育和畸形儿发生率增高。这些改变的程度和烟草及酒精的摄入量密切相关。男性一个完整的生精周期为 3 个月左右，备孕时丈夫至少要提前 3 个月戒烟戒酒。

女性被动吸烟所吸入的有害物质不少于主动吸烟者，香烟中的尼古丁、可尼丁等生物碱毒性较大，能够通过呼吸道、口腔黏膜、皮肤很快地吸收，影响卵泡成熟，造成卵巢功能下降，表现为怀孕所需时间延长、怀孕成功率下降甚至不孕。如果怀孕了，这些有毒物质也可穿透胎盘，限制胎儿的正常生长发育，甚至出现胎儿畸形，还可能出现流产、早产等。

✳ 第三课　准备怀孕了，如何饮食？

对于备孕的女性来说，正确饮食选择非常重要。女性肥胖或者太瘦都可能影响受孕。

◎ 肥胖会影响怀孕吗？

肥胖的女性，尤其是腹部肥胖，产生的直接影响就是胰岛素抵抗，血液中的胰岛素水平升高，会对卵巢产生直接刺激作用，从而促进雄激素的合成及分泌，导致女性出现以高雄激素血症、不排卵或少排卵、多囊卵巢为特征的多囊卵巢综合征，出现怀孕困难甚至无法怀孕的问题。

男性肥胖会导致性腺功能低下、精子浓度和活动力降低、精子DNA的损伤增加，也就是说男性肥胖导致的精子功能变化，也会影响胚胎发育、降低出生生存率和增加早期胎儿流产率。

即使好不容易怀孕了，肥胖的孕妇在怀孕和生产期间各种问题的发生率也会大大增加，包括流产、妊娠期糖尿病、妊娠期高血压、血栓、剖宫产、巨大儿、新生儿死亡等，而且肥胖孕妇生的宝宝长大成人后更容易肥胖、患糖尿病。

因此，准备怀孕的夫妻两个人都需要保持适宜的体重。

◎ 过于消瘦会影响怀孕吗？

过于消瘦属于营养不良的状态，身体的各项生理功能会受到影响，这其中包括月经不调的问题，而月经不调影响排卵，会影响到顺利受孕等。

此外，过于消瘦的女性在怀孕期间特别是孕早期时发生恶心、呕吐等妊娠反应的可能性更大。

因此，过于消瘦的女性在备孕期需要调整自己的饮食结构、营养状况，适当增加体重，特别是做好蛋白质的营养储备。

◎ 如何合理控制体重？

首先，需要判断自己的体重是否在一个合理的范围，可以简单地按照体质指数（BMI）来判断，体质指数的计算公式为：BMI＝体重÷

身高^2，计算出来的BMI在18.5～23.9千克/米^{2}就是正常体重范围。

BMI<18.5千克/米^{2}的女性，需要通过合理增加营养来增加体重，具体怎么吃可以参照中国居民平衡膳食宝塔（图1-1）。

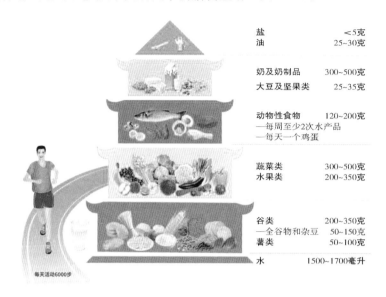

盐	<5克
油	25～30克
奶及奶制品	300～500克
大豆及坚果类	25～35克
动物性食物	120～200克
—每周至少2次水产品	
—每天一个鸡蛋	
蔬菜类	300～500克
水果类	200～350克
谷类	200～350克
—全谷物和杂豆	50～150克
薯类	50～100克
水	1500～1700毫升

每天活动6000步

图1-1　中国居民平衡膳食宝塔（2022）

图片中的食物量（生重）是指一天的饮食安排。BMI>23.9千克/米^{2}的女性，需要通过合理的生活方式来将体重控制在正常范围之内，具体做法包括规律作息、合理饮食、适当运动。

1. 规律作息：早睡早起，保证每天7～8小时睡眠时间，三餐尽量定时。

2. 合理饮食：均衡营养，主食以纤维素含量较高的糙米、红米、紫米、红豆、芸豆等杂粮杂豆为主，动物类食物以少油的鱼、虾、去皮禽类、瘦肉为主，蔬菜以淀粉类少的瓜茄类为主，少吃多餐，正餐吃七分饱，中间可以水果、牛奶作为加餐，避免高糖高油的食物。

3. 适当运动：每周5次中等强度以上的运动，每次30分钟以上。

◎ 怎样让营养更好地吸收？

人体需要的营养素包括碳水化合物、蛋白质、脂肪、矿物质、维生素等40多种，没有哪一种食物能含有所有的营养素。不同性别、体重、生理状态、体力活动的人群，需要的营养素的量都不相同。不同营养素之间要有合适的比例，人体的吸收才好，比如说盐分过高会影响钙、蛋白质的吸收，钙过高又会影响铁、锌的吸收。因此，注重食物的多样化、营养搭配合理是最重要的。

◎ 备孕要多吃补品吗？

备孕期间，不要随便服用补品。需不需要吃补品，需要专业的医师评估、指导。

实际上，备孕期间保持健康、规律的饮食就可以了。饮食要多样化，多吃优质蛋白质、新鲜的蔬菜瓜果，补充富含钙、铁、叶酸、碘的食物。

在服用补药前（包括中药材和中成药等）应咨询医生。如果确实身体状态需要调整，可以遵医嘱服用，但在改善后应立即停药。

◎ 胎儿性别与饮食有关系吗？

胎儿的性别取决于受精成功的男性精子是含有 X 染色体还是 Y 染色体，这在受精卵形成时就已经决定了。大部分女性怀孕期间的食欲和口味喜好会发生改变，有的喜欢酸的，有的喜欢辣的，这是怀孕后体内激素水平发生变化而引起的。因此，胎儿的性别与所吃的食物并无关系。

◎ 备孕期间可以喝咖啡吗？

咖啡中最重要的成分是咖啡因，咖啡因可以兴奋大脑、让人振奋精神，但同时也会影响睡眠、让人焦躁易怒，咖啡因还会影响钙的吸收。摄入过量的咖啡因会增加流产的风险，咖啡因也会通过胎盘进入到胎儿的身体中。为了安全起见，建议备孕期间的咖啡因摄入每天小于 200 毫克。

根据咖啡的做法不同，咖啡因含量会有较大的差异，一杯（240毫升）速溶咖啡大致含 90~200 毫克咖啡因，两杯（480 毫升）卡布奇诺大约含 150 毫克咖啡因。因此，在选择咖啡时应注意咖啡因的含量。此外，茶、奶茶、可乐等都有咖啡因的成分，也需要特别注意。喝咖啡时最好不加奶油和过多的糖，避免热量过多，导致体重增加。

◎ 多吃青菜萝卜就不需额外补充叶酸了吗？

叶酸是一种水溶性维生素。孕期机体对叶酸的需求量增加，但人

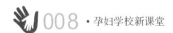

体自身不能合成。虽然绿叶蔬菜、豆制品、动物肝脏、瘦肉、蛋类等食物含天然叶酸比较丰富，但是食物中的天然叶酸在人体中的生物利用率较低，只有人工合成叶酸的 60%。食物中的天然叶酸特别脆弱，对热、光、酸都很敏感，在食物烹饪的过程中 50%～90% 的叶酸都会流失、被破坏。

孕早期是胎儿神经管发育的关键期，叶酸最重要的作用是预防胎儿出生缺陷，如神经管畸形的发生，如果孕期叶酸缺乏，则会增加流产、早产、死胎、巨幼细胞贫血、子痫前期等疾病的发生风险。

为了保证孕妇体内叶酸的含量足够高，建议在孕前 3 个月开始，每天补充人工叶酸 0.4～0.8 毫克或含有叶酸的复合维生素，必要时在医生的指导下每天补充更高剂量的叶酸，直至妊娠满 3 个月，保证叶酸的摄入量充足；在孕中晚期，除经常摄入富含叶酸的食物外，也可以在整个孕期都补充叶酸。

✳ 第四课　备孕期间如何合理安排性生活？

在备孕过程中，是不是性生活频率越高受孕概率越高？是否要养精蓄锐？专家来告诉你怎样才是合理的性生活。

◎ 多久同房一次为宜？

一般卵子排出后 24～48 小时就会死亡，最佳受精时间是 24 小时内；精子排出后可以存活 48～72 小时，但最佳受精时间是 48 小时内。因此，建议在备孕期间，夫妻一周同房 2～3 次，并在排卵期间适当增加频率，可以隔天同房一次。

◎ 备孕期间丈夫要节制性欲吗？

有些备孕夫妻在非排卵期禁欲，等到排卵期前后或者排卵期的时候才同房，其实这样反而不利于备孕。丈夫如果长时间不同房，精子老化的比例会不断增加，禁欲时间过长（超过 7 天）会降低精子质量，降低备孕成功率。此外，长时间禁欲，可能会引发男性的心理问题，严重的会导致心理性的性功能障碍。因此，只有备孕夫妻保持良好的精神状态和身体状态，保持正常的性生活频率，才能真正提高受孕的概率。

◎ 性生活的姿势有讲究吗？

有些备孕夫妻同房后会采取趴着或者倒立、抬高臀部等方式，来增加精液在体内存留的时间，认为这样会提高受孕的概率。事实上，男性一次射精有几亿个精子，但最终进入子宫达到输卵管的可能不到100个，最优秀的那个才会与卵子结合。能否受精只与男性的精子质量、女性阴道内环境、是否有排卵、输卵管的通畅程度有关，增加驻守在阴道的精子数量和时长并不能对助孕起决定性作用。从女性健康角度来讲，同房后清洁外阴、解小便，反而能够减少尿路感染的相关风险。

✳ 第五课　日常生活中备孕需要注意什么？

备孕是夫妻双方的必修课，在备孕过程中，我们除了完成孕前检查、补充叶酸以外，还有哪些方面需要注意呢？

◎ 经常熬夜会影响怀孕吗？

现代女性工作忙，精神压力大，晚上经常熬夜。正常情况下，人体中的多种性激素都是在熟睡状态下产生，时间一般在晚上10时到清晨6时。长期熬夜，女性性激素代谢调控紊乱，会出现月经不调、无法正常排卵、卵巢储备功能下降甚至卵巢早衰的情况。卵巢无法正常排卵，当然会影响怀孕。

◎ 经常使用电脑影响怀孕吗？

电脑产生的低频电磁场主要为50~60赫兹，有关低频电磁场对怀孕的影响暂无定论。有人认为身处电磁辐射暴露强度高的环境中的孕妇比电磁辐射暴露强度低的孕妇流产风险增加，也有人认为电脑、电视机等电磁辐射与早期流产和先天畸形等无关。但是，一般情况下，建议在备孕期还是尽量减少使用电脑的时间。

◎ 家里有宠物会影响怀孕吗？

要备孕了，养了多年的宠物需要送走吗？其实，宠物对于备孕的威胁主要是弓形虫感染，猫和狗的粪便中会有弓形虫的虫卵，如果没注意孕妇可能会"中招"，在妊娠早期感染可引起胎儿死亡、流产或发育缺陷，多不能生存；妊娠中期感染后胎儿可发生广泛性病变，引起死胎、早产或胎儿脑内钙化、脑积水、小眼眶等严重损害；妊娠晚期感染可致胎儿肝脾大、黄疸、心肌炎，幸存者或在生后数年甚至数十年出现智力发育不全、听力障碍、白内障及视网膜脉络膜炎。建议备孕前和孕期避免密切接触宠物。

◎ 如何预防弓形虫感染？

弓形虫是一种病原微生物，弓形虫多藏在这些地方：猫窝狗窝里受污染的物品；被猫狗的便便污染的土壤；生的、半生不熟的家禽类肉食；未经消毒的羊奶、酸乳酪和奶酪；没洗干净的蔬菜水果。

为了防止弓形虫感染，尽量少密切接触或喂养猫狗，不要摄食生肉或未熟肉、蛋及未洗涤的瓜果、蔬菜。

◎ 有染发、美甲习惯如何处理？

大部分的染发剂中都含有有损人体健康的化学成分，如对苯二胺和过氧化氢（双氧水）是公认的致癌物质，会影响造血干细胞，也会引起过敏体质人群的皮肤过敏反应。另外，染发剂中的铅、汞、砷等重金属都可能损害肝肾脏器官功能，铅可以穿过胎盘伤害胎儿造成铅中毒，可能导致胎儿发育不良、低出生体重儿、孩子智力低下。染发剂中的芳香胺是一种致癌化学物染料，经皮肤接触渗入后会影响血红细胞，增加患淋巴癌和白血病的风险。

指甲油含有的邻苯二甲酸盐和甲醛可能通过口鼻吸入或者通过皮肤接触到这些有害物质。身体长期囤积这些有害物质，会影响生殖系统健康，影响备孕进程，也影响胎儿的健康。

想备孕的女性，如果已经染发、做过美甲了，建议及时修剪，3～6个月后再开始备孕。

◎ 装修后的新房子多久可以住？

新房装修常见的污染是甲醛超标。存在于家具、地板、墙体等内的甲醛需要多年才能彻底挥发干净。已经挥发到空气中的甲醛，只需要在保持良好通风的情况下，能很快扩散到室外。甲醛是一种很容易挥发的物质，在温度达到 19℃ 时，甲醛开始挥发，温度越高，挥发越快。

一般建议新房装修后要通风至少半年或一年以上，最好过一个夏天。当然，通风过程中还可使用空气净化器、绿色植物来吸收甲醛等污染物。建议经过有资质的监测单位的检测并达到入住标准后再入住。

◎ 经常使用药物对备孕有影响吗？

可不用的药，不要用；能少用的药，绝不要多用；必须用的药，要谨慎使用。这是孕前和孕期用药的基本原则。

备孕期间，任何用药都应在医生指导下服用，根据治疗效果，尽量缩短用药疗程，及时减量或停药，但随便自行停药、缩短疗程也不可取。切忌自行滥用药物或听信"偏方""秘方"，避免盲目看广告用药或服用不了解的新药。服用药物前，要仔细阅读药品说明书，如果发现说明书上写有"孕妇慎用""忌用"或"禁用"等字样，应询问医生自己能否使用。有一部分具有强烈致畸作用的药物，如利巴韦林、维 A 酸、来氟米特等是严禁备孕期间使用的，如果使用了这类药，必须停用 3~6 个月以后再考虑怀孕。

备孕期间，丈夫用药对胎儿也可能造成影响，因为有些药物会影响精子的质量或使胎儿致畸，需事先咨询医生。

✳ 第六课　夫妻身体健康也要做孕前优生检查吗？

很多人认为每年体检夫妻双方都身体健康，自己又年轻，生娃是想要的时候顺理成章的事，没必要做孕前优生检查。然而，身体健康和优生优育不能划等号。即使夫妻双方身体健康，也存在流产、早产、产出畸形胎儿的风险。随着工作节奏的加快，部分年轻人受不良生活作息、环境和心理因素的影响，不孕不育人群呈现出年轻化的趋势。

◎ 胎儿的疾病是怎么产生的？

胎儿在生长发育过程当中，受很多因素的影响，可能发生身体缺陷或者器官功能异常。

1. 先天性因素：胎儿的染色体结构和数目异常可能导致胎儿畸形。如果精子卵子质量有问题，或者结合过程中出现异常的情况，则可能出现胎儿畸形。近亲结婚出现胎儿畸形的概率比较高。

2. 孕妇合并某些疾病：妊娠期糖尿病、病毒感染等也可能会造成胚胎发育异常。

3. 其他外界因素：孕前期 3 个月是胚胎各个器官成型的阶段，接触放射线、服用药物、病毒和细菌的感染等都可能影响胎儿生长发育，甚至造成胎儿畸形。

◎ 孕前检查只需要妻子做就可以了吗？

孕育生命，丈夫和妻子一样重要，一个健康的宝宝，来自于优质的精子与卵子的结合。

精子其实相当敏感又脆弱，备孕期间，丈夫的身体状态以及生活习惯都会影响精子的质量。丈夫检查精液，可以预知精子是否有活力或者是否少精、弱精以及畸形率。如果精子活力不够，则要从营养上补充；如果出现少精，则丈夫要戒除不良生活习惯，比如抽烟、酗酒等，并在医生的指导下治疗。其次，还需评估丈夫是否有家族遗传病史、传染病史以及与生育相关的疾病。因此，生宝宝不只是妻子的事，妻子和丈夫都需要做孕前检查。

◎ 什么时候进行孕前检查比较合适？

夫妻有了要孩子的计划后，应在备孕前 3~6 个月进行孕前检查。备孕的夫妻应该从生活习惯、营养运动、心理调试、基础疾病治疗等方面为孕育胎儿做准备。

◎ 孕前检查需要做哪些项目？

首先，妻子基本体格检查是必查项目，包括心肺听诊、血压和身体质量指数（BMI）测量以及妇科检查。常规项目有血尿常规、肝肾功能、血糖、血型、艾滋病病毒（HIV）筛查、梅毒筛查、乙肝筛查、地中海贫血筛查。其次，根据实际情况个体化进行 TORCH 筛查（也叫优生四项检查，包括弓形虫、风疹病毒、巨细胞病毒、单纯疱疹病毒检查)、甲状腺功能检测、心电图、超声等检查。如果妻子有遗传病、慢性病或传染病，更应遵照医生的指导来进行风险评估。

丈夫的检查项目比妻子简单，除了常规的全面体格检查，重点是精液检查，以了解精子是否有活力，是否患有精子减少症和弱精症等。丈夫检查中如果发现健康问题，需要及时就医治疗，等身体恢复后再备孕。

◎孕前检查要注意哪些?

一是计划怀孕的夫妻应该在孕前 3～6 个月进行孕前检查，排除怀孕不良风险；二是孕前检查前一天禁烟、酒、茶、咖啡，限高脂、高蛋白饮食，避免剧烈运动；三是如近半年未做过身体常规体检，检查当天早晨最好空腹；四是妻子孕前检查要避开月经期，检查前 24 小时内避免性交、阴道灌洗和局部上药；五是丈夫孕前检查要禁欲 2～7 天，禁欲时间不可短于 2 天或长于 7 天。

第七课　地中海贫血是普通的贫血吗?

地中海贫血不是普通的营养元素缺乏所导致的贫血，而是因为有的夫妻某方的基因出问题才导致的一类疾病，是一种可以遗传的、先天性的疾病。这个疾病可防可控，我们可以在孕前或孕期进行地中海贫血的筛查，必要时可以通过产前诊断来阻断中重型地中海贫血宝宝的出生。

◎什么是地中海贫血?

地中海贫血简称地贫，是一种先天性的基因缺陷导致血红蛋白的珠蛋白肽链合成减少，或完全缺失而引起的溶血性贫血疾病。它是我国长江以南地区最常见的单基因遗传病。α－地贫和 β－地贫是最常见的两种地中海贫血。

◎地中海贫血有哪些危害?

根据临床症状的不同，地中海贫血分为静止型地贫、轻型地贫、

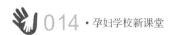

中间型地贫和重型地贫，前两种为地贫携带者，后两种为地贫患者。

静止型地贫或轻型地贫患者无明显临床症状，智力、寿命和生长发育都不会受到影响，无需治疗，但可将异常基因遗传给下一代。

中间型地贫患者的临床症状个体差异较大。轻者没有明显症状，无需治疗，重者则需要进行定期输血、除铁、切脾等治疗。

重型地贫为致死性疾病，重型α—地贫的胎儿会出现重度贫血、全身水肿、巨大胎盘等症状，常于孕晚期胎死宫内或出生后不久死亡，甚至可能危及孕妇生命。重型β—地贫的胎儿刚出生时是健康的，但是在出生后3~6月时会出现逐渐加重的贫血，并伴有面色苍白、肝脾肿大、黄疸、发育不良等症状，需要终身规范性的输血和除铁治疗来维持生命，如不治疗，大多会在5岁前夭折；若治疗不及时、不规范，很难活到成年。

一个重型地贫患儿的出生，往往会给家庭和社会带来巨大的压力。

◎ 地中海贫血与普通贫血有什么区别？

地中海贫血是由于遗传物质发生改变所导致的溶血性贫血。

普通贫血是由于营养素的缺乏而导致红细胞合成原料缺乏，从而引起的血红蛋白减少，最常见的是缺铁性贫血，此外，还有维生素 B_{12} 缺乏或叶酸缺乏。普通贫血并非遗传因素所致，不会传递给后代。

◎ 只有南方人才会得地中海贫血吗？

说起地中海贫血，大家都会疑惑，这个疾病是不是跟地中海有关系？最初人们发现这个疾病时，确实是地中海沿岸国家发病率比较高，我国长江以南的广东、广西、海南以及福建等地携带率更高，但这并不意味着地中海贫血只有南方人才会得。

◎ 地中海贫血是如何遗传给胎儿的？

地中海贫血是一种常染色体隐性遗传病，疾病的发生与性别无关，男女患病概率一样，父母将异常基因传给子女。若夫妻一方为α—地贫携带者，一方为β—地贫携带者，后代不会有中重型地贫患者，这种情况正常孕育即可。

若夫妻双方为同种类型的地贫携带者，那么每次怀孕，后代有1/4的概率为地贫患者，1/4的概率为正常，1/2的概率为地贫携带者。这种情况下也不要担心，妻子可在怀孕时通过对胎儿进行地中海贫血产前诊断，明确胎儿是否为地中海贫血，并通过终止妊娠的干预措施来避免重型地贫患儿的出生。

产前诊断是预防地中海贫血的最有效的措施。也可以在怀孕前，考虑选择胚胎植入前遗传学诊断技术（PGT），筛选正常胚胎，孕育健康宝宝。

◎ 怎样知道自己是不是地中海贫血携带者?

地中海贫血携带者是没有症状的，其中 80％ 的人不知道自己是地中海贫血基因携带者，大多数会有一些异常改变的血液学指标，可以通过地中海贫血筛查来发现。

地中海贫血筛查包括血常规检测和血红蛋白电泳检测，其中血常规检测简单易行。血常规筛查主要是看两个指标 MCV（平均红细胞体积）和 MCH（平均血红蛋白量），这两个指标有一项或者两项降低时，提示可能是地中海贫血基因携带者，建议前往医院就诊。新婚夫妻、计划怀孕夫妻或者早孕夫妻中，双方或一方血常规有异常，建议双方一起前往医院就诊。

筛查阳性不等于确诊，需要通过地中海贫血基因检测来确诊是否是地中海贫血基因携带者或地中海贫血患者。

第二部分　孕期健康生活方式

✿ 第八课 如何做一个快乐孕妈？

虽然孕妇都知道，保持平稳的心态有益于胎儿的生长，但这并非一件容易的事情。孕妇常常被一些生活或者工作中的事情影响，会出现担忧、恐惧、敏感、脆弱、悲伤、烦躁、愤怒等不良情绪。如何帮助孕妇改善不良情绪？孕妇怎样做才能自我调节情绪？如何做一个快乐孕妈？心理专家在这里一一告诉大家。

◎ 孕期出现心理问题后常见的症状有哪些？

孕期出现心理问题后常见的症状有焦虑、抑郁、躯体化、人际关系敏感、恐惧等。

1. 焦虑主要表现为怀孕以后内心不安，感到有压力，心烦意乱，对未来感到恐惧、担忧，常伴有憋气、心慌、出汗、手抖、尿频等自主神经功能紊乱症状。

2. 抑郁主要表现为闷闷不乐，很难开心起来，精力差，感到疲惫，自我评价低，自卑自责，对未来悲观，不愿意与人交往，注意力难以集中，记忆力减退，有时夜眠质量差、多梦。

3. 躯体化主要表现为经常有躯体不适的感觉，如头晕、脑胀、紧绷等症状，胃部不适较多，如食欲不振、嗳气、胃胀，经常心慌、心跳快，有时感到胸闷、呼吸急促，常有疲乏、虚弱感觉。

4. 强迫症状主要表现为担心、害怕而反复思考某些念头或想法，有时表现为反复地做重复动作，如洗手或其他动作。

5. 人际关系敏感表现为不愿意多讲话，对别人的话比较留心和在意，担心别人会议论自己，觉得别人对自己不友好，容易发脾气，有时对别人有警惕心理，做事小心谨慎。

6. 恐惧表现为有时不敢独自一人留在家中或外出，有人陪着才有安全感，有的表现为不敢去空旷处，有的不敢与陌生人交往。

◎ 孕期情绪不好有什么危害？

短期的、没有持续的身体不适，没有对日常生活和工作造成持续影响的不良情绪，不会对孕妇和胎儿造成影响。如果孕期长时间处于焦虑、抑郁或者严重的情绪不稳定状态，不仅会影响孕妇正常的生活工作及人际关系，还会导致胎儿神经发育的改变，从而影响后代的发育，对后代身体、行为、社交、情感和认知都存在负面影响。因此，孕妇及其家属需要关注孕妇心理健康，出现长时间的情绪不稳定状态时及时去医院评估并治疗。

◎ 孕妇如何自我调节情绪？

孕妇如果出现了焦虑、抑郁、恐惧等情绪，首先需要做的是接纳这些情绪，而不是对抗或者压抑。怀孕生子这段时间是女性一生中的一个非常重要的阶段，生育前后生活环境和方式发生变化，女性需要一个心理适应过程，在这样一个特殊的时期出现短暂的负面情绪是正常的状态。接纳焦虑情绪能推动我们了解可能出现的风险和困难，提前做好准备及应对措施；接纳抑郁情绪能帮助我们看到自己感到无助无力的部分，推动我们照顾自己一直未被满足的需求；接纳恐惧情绪能帮助我们寻求周围人的帮助，避免自己陷入困难的境地。与情绪的对抗会让我们更容易被情绪控制，而接纳情绪能帮助我们认清现状，面对现实。

关注当下能够做的事。有规律地安排一些事情让生活保持秩序，如饭后散步或做睡前瑜伽，看书学习育儿知识，睡前写日记清理自己的情绪想法，记录自己每天的收获和进步，周末去亲近大自然，与朋友相聚或者将房间打扫干净，更换室内的布局，等等。在空闲时可以重复体验那些熟悉的曾经带给我们积极体验的电影、电视剧、音乐或者书籍。

如果孕妇陷入到负面情绪中，可以做一些简单的练习帮助自己平静下来。这些练习的核心是让注意力从情绪里回归到此时此刻。如腹式呼吸，用腹式呼吸的方法吸气，默数 4 秒，呼气默数 4 秒，重复几个循环就能平静下来。还有一种方法叫做精神着陆，主要是在大脑意识层面的，比如观察周围的一样东西，并尽可能详细地描述它；或是自己和自己玩一些小游戏，如今年是兔年，你可以让自己说出尽可能多的包含兔字的成语。

如果负面情绪达到一定程度，焦虑程度明显超出现实刺激，并伴有明显的躯体症状，如坐立不安、来回踱步、叫喊、颤抖，抑郁到不吃饭、不睡觉甚至自残自伤等，这就达到了病理性的程度，需要去精神心理科就诊，向医生寻求帮助。

◎ 孕期做春梦是怎么回事？

怀孕时，孕妇体内的雌激素和孕激素水平都会升高，这会使性欲增加，出现做春梦的现象。此外，孕妇在怀孕时会有更多的血液流向生殖器官，导致生殖器官更敏感，更容易引发性欲，出现做春梦的现象。

一般来说，孕妇做春梦不会影响宝宝，也不需要特别的干预。如果这种情况严重影响了日常生活，则建议孕妇适当做一些运动，如散步、游泳、练孕期瑜伽，每天进行半小时左右，能够促进晚上的睡眠，少做梦。

◎ 住院分娩前如何做好心理准备？

因为第一次生育或者既往的生育经历有过不好的体验，有些孕妇在分娩前会感到担忧和害怕，这是一种很自然且必要的情绪反应，不必自责或者压抑。去面对自己的担忧，去体会自己到底害怕什么，并被这种情绪的力量推动着去做一些现在能做的事情。如果害怕疼痛，就去向医生了解无痛分娩，并与家人商量决定要不要采用无痛分娩。如果担忧自己及家人照顾不好宝宝，就去月子中心了解相关情况，提前做好准备。如果害怕自己奶水不够，就提前咨询产后保健医生能做些什么准备，以便及时开奶和顺利疏通乳腺。如果害怕产后与家人产生育儿冲突，就与丈夫探讨可能会出现的状况及其应对办法。可以多跟已婚已育的朋友聊一聊，了解真实的产后生活。这些都可以帮助我们在遇到状况时有心理准备。

宝宝的出生和养育对于一个家庭来说是一个不小的挑战，有太多的未知和矛盾需要应对，需要养育者与宝宝一起共同努力、共同成长。

◎ 为什么孕期容易有焦虑情绪？

焦虑是一种非常普遍的情绪，通俗地讲，主要是担心、害怕、恐惧的心理状态，本质是对还没有发生的事情感到担忧和恐惧。

孕育一个承托着父母甚至家族希望的新生命，意义和责任重大。怀孕后体内激素的变化，引起孕妇食欲不振、呕吐、乳房胀痛、困倦无力等身体不适。对于孕妇来说，这些都是全新的、未知的、不可控的体验和经历，必然带来担忧和恐惧。若曾经有过不良孕产史或者抑郁焦虑病史，就更容易精神紧张，惶惶不安。

◎ 孕期有焦虑情绪怎么办?

孕妇出现焦虑情绪时，首先要做的是接纳自己的焦虑，而不是强迫自己不能焦虑，更不要自责，不是因为自己脆弱或者心态不好，焦虑是一个普通人在重大的生活事件面前的本能反应。

适度的紧张焦虑能够帮助我们提高警惕，对潜在的风险尽早做出反应和准备，规避生活中可能出现的威胁。

但是，如果焦虑情绪达到一定程度，比如焦虑没有明确和固定的对象，焦虑程度明显超出现实刺激，并伴有明显的躯体症状，如坐立不安、来回踱步、叫喊、颤抖、出汗、口干、恶心、呕吐、头晕、乏力、心悸、吞咽困难、胸闷气短、呼吸困难、尿频尿急、睡眠紊乱等，深感痛苦，且在日常生活、工作、学习等方面的效率明显降低，这就达到了病理性焦虑的程度，需要到精神心理科就诊，向医生寻求帮助。

◎ 丈夫能为孕妇做些什么?

最重要的是理解和接纳。妻子怀孕以后情绪容易波动，敏感、焦虑、脾气大，并不是她故意这样的，而是特殊时期的"战时状态"，她无法控制自己的行为，甚至会为此感到自责、内疚、痛苦。丈夫应试着给妻子一些时间和空间，尝试着去听懂她所说的话背后隐含的情绪，回应和安抚她的情绪，因为妻子也知道问题暂时解决不了，她需要的是丈夫对自己的理解和安慰。

此外，陪伴妻子产检，详细了解检查结果，陪伴妻子进行规律的运动或者社交，即使不在身边，若能常常询问妻子的情绪和生活状态，会让妻子感觉到自己是被关注、被重视的，对现在和未来的困难也会有更多的信心。

第九课　孕期生活起居要注意什么？

有些孕妇从怀孕起就开始紧张，不知道如何吃、穿？能否继续上班？可否有性生活？其实，孕妇不必过于紧张和担忧，只要注意健康的生活方式，就能顺利度过这个特殊时期，迎接宝宝的到来。我们来了解一下孕期生活起居相关健康知识吧。

◎怀孕后消化系统会发生哪些变化？

一是妊娠早期孕妇常有食欲缺乏、恶心、呕吐、偏食及唾液分泌增多等现象，一般于12周左右多自行消失。二是由于雌激素水平增加，孕妇可能会出现齿龈充血、水肿，刷牙时易出现牙龈出血。三是由于孕激素的作用，胃肠道蠕动减弱，易引起胃肠胀气和便秘；增大的子宫压迫直肠加重便秘，影响静脉回流，易引起痔疮。

◎怀孕后乳房会发生哪些变化？

妊娠早期乳房开始增大，孕妇常感觉乳房发胀，乳头、乳晕颜色加深，乳头外围的皮脂腺肥大，形成结节状隆起。

妊娠晚期特别是在接近分娩期时挤压乳房，可见少量淡黄色稀薄液体自乳头流出，这称为初乳。

◎怀孕后皮肤会发生哪些变化？

孕期皮肤常出现色素沉着，在面部、脐下正中线、乳头乳晕及外阴等处较显著，产后自行消失。腹部、臀部及大腿皮肤可因弹力纤维断裂出现“妊娠纹”。皮脂腺和汗腺功能亢进，分泌增多，皮肤变得油腻。

◎怀孕后子宫会增大多少？

随着孕周的增加，胎儿迅速生长发育，子宫明显增大变软，早期子宫呈球形且不对称，妊娠12周后，增大的子宫逐渐超出盆腔。宫腔容积由非妊娠时约5毫升增加至妊娠足月时约5000毫升，子宫大小由非妊娠时的7厘米×5厘米×3厘米增加至妊娠足月时的35厘米×25厘米×22厘米。

◎ 怀孕后什么时候出现胎动?

胎动指胎儿的躯体活动。孕妇常在妊娠20周左右感觉到胎动,妊娠28周以后,正常胎动次数≥10次/2小时,若<10次/2小时或减少50%,则表明胎儿有缺氧可能,孕妇应及时就医。

◎ 孕期可以有性生活吗?

孕期性生活应视孕妇具体情况而定。建议妊娠早期(妊娠期前3个月)和妊娠晚期(妊娠期后3个月)避免性生活,以防流产、早产及感染。

妊娠中期可适度性生活。性生活时注意动作轻柔,不要压迫孕妇腹部,注意孕妇及胎儿安全。在孕期过性生活最好使用安全套,以免精液进入阴道促使子宫发生收缩引起孕妇腹痛,甚至导致流产、早产。怀孕后孕妇阴道环境改变,分泌物增加,易滋生细菌或真菌,使用安全套可减少感染。

若有以下情况,则不宜有性生活:①曾经有早产史;②有不明原因的阴道出血、胎膜早破、宫颈功能不全、孕中晚期胎儿体重增加,在没有腹痛的情况下出现宫颈扩张等;③前置胎盘,即胎盘部分或完全覆盖宫颈口;④多胎妊娠;⑤其他高危因素,如伴侣有性传播疾病等。

◎ 孕期如何穿着?

孕妇体形的变化主要表现为腹部日见增大,乳房逐渐丰满。孕妇的衣着应以柔软、宽松、舒适、冷暖适宜为原则,式样简单,易穿易脱。

孕妇不宜穿紧身衣裤或紧束腰带,以免影响胎儿的生长发育。胸罩应舒适、合身,能够托住增大的乳房;裤带及袜口不可过紧,以免影响下肢血液循环。

鞋子选择防滑、舒适的棉布鞋或软底皮鞋。高跟鞋、易脱落的凉鞋、硬塑料底鞋、易磨损变滑的拖鞋都不适合孕妇穿,易造成孕妇腰痛、摔跤。

◎ 孕期可以化妆吗?

孕妇优先使用透气性好、油性小、安全性强、不含铅和激素且品质优良的护肤品。

尽量少化妆，必要时可偶尔化淡妆，不要浓妆艳抹，不要使用染发剂、口红、香薰精油、脱毛剂、祛斑祛痘霜、指甲油、冷烫精等，这些产品大多含有对胎儿发育有害的铅、汞等化合物及激素。

另外，孕妇要经常去医院检查，医生要通过观察面色、指甲颜色及唇色等来判断是否有肝功能受损、贫血等，所以产检时不要涂抹遮瑕霜、腮红、口红、指甲油等。

◎ 孕期有哪些工作不合适？

1. 繁重的体力劳动工作。繁重的体力劳动消耗很多热量，增加心脏的输出量，加重孕妇的负担，会影响胎儿的生长发育，甚至造成流产、早产。

2. 长时间站立、频繁弯腰、下蹲或攀高的工作。长时间蹲位或弯腰会压迫腹部，影响胎儿发育，引起流产、早产。妊娠后期，行动不便，且常伴有下肢水肿，更不适宜参加这类工作。

3. 高空或危险作业。不宜参加有跌落危险的作业，距地面 2 米以上高度的作业，以及其他有可能发生意外事故的作业。

4. 接触化学有毒物质或放射性物质的工作。铅、汞、苯、甲醛、农药、杀虫剂、抗肿瘤药等化学有毒物质、放射性物质有致畸、致癌作用，严重危害母婴健康。

5. 高温或低温作业、振动作业和噪声过大的工作。研究表明，这些有害物理环境均可对胎儿的生长发育造成不良影响。

6. 接触电离辐射的工作。研究表明，电离辐射对胎儿来说是看不见的凶手，可严重损害胎儿，甚至会造成胎儿畸形或死胎等情况。

7. 密切接触传染病人的工作。在传染病流行期间，经常与患各种病毒感染的病人密切接触，风疹病毒、流感病毒、巨细胞病毒等病毒会对胎儿造成严重危害。

8. 远离其他人或单独一人进行的工作。如果单独一个人工作，当发生危险时，无人帮助。

◎ 怀孕后能养宠物吗？

孕妇最好不要养宠物，因为宠物狗、猫的身上一般会有寄生虫，在饲养过程中容易使孕妇感染，弓形虫等可通过胎盘传给胎儿，可造成流产、早产、死胎和胎儿畸形等。

如果实在想养的话，一定要科学喂养。一是给宠物喂食时，禁止喂食生肉，喂食的碗要经常清洗，保证卫生，避免动物感染弓形虫。二是宠物粪便及时清理，因为弓形虫较多出现在宠物的粪便中，所以需要孕妇的家人及时清理宠物粪便，清理时佩戴好口罩及手套，并用洗手液及时清洗双手。

◎ 孕期如何做好口腔保健？

1. 提高自我口腔保健意识，彻底清除菌斑，保持良好口腔卫生的习惯。

2. 合理营养，注意膳食平衡，适当增加钙的摄入量，减少吃甜食的频率和数量。

3. 建立良好的生活习惯，戒除吸烟、酗酒等不良嗜好。

4. 掌握正确的刷牙方法，使用软毛刷，正确使用牙线。

5. 重视预防妊娠期龋病及牙龈炎的发生，避免因牙周疾病造成的早产和低体重新生儿。

6. 定期进行口腔检查，以便及早发现口腔疾病并及时处理。已患牙病的孕妇，治疗龋病和牙龈炎的最佳时间是妊娠中期，即妊娠 4～6 个月。

◎ 孕期如何做好眼部保健？

1. 孕期合理用眼，避免长时间阅读或使用电脑、手机、平板等电子产品，连续使用尽量不超过 45 分钟，最好把电子屏幕调到眼睛平视水平线下低 10～20 厘米处。

2. 定期进行眼部保健检查，以便及早发现眼科疾病并及时处理。

3. 孕妇如有妊娠高血压疾病家族史或孕前患过原发性高血压、慢性肾炎及糖尿病等，更易引起视网膜病变。因此，有高危因素的孕妇一定要加强产前检查，积极治疗孕期疾病。

4. 如果眼部出现视物模糊、视物变形或视力突然下降、火花与闪光等症状时，应及时到医院检查、诊断和治疗，不要错过治疗时机。

◎ 怀孕后可以旅游吗？

一般来说，在妊娠早期和妊娠晚期，都不适合旅行，易引起流产或早产。如果一定要去旅行，最好选择在怀孕中期，并作好充分准备。

在旅游前，孕妇应该前往产科门诊就诊一次，向医生说明整个行程计划，征求医生的意见，看是否能够外出旅游。当孕妇患有高血压、糖尿病、心脏病或其他疾病时，不应外出旅行。

旅途中，孕妇应以避免过度疲劳为原则，避免到人多的地方，行程也不要安排得太紧凑，而且要避免单独外出，外出时最好有丈夫或其他家人陪同。

孕妇应选择相对安全、舒适的交通工具，应注意避免乘坐震动厉害的交通工具。乘坐飞机、火车时，尽量选择靠近过道的座位，方便起身活动，在保证安全的前提下，适当活动身体或抬高小腿，促进血液循环，预防静脉血栓；飞机、火车上的卫生间空间相对狭小，孕妇使用时应注意安全。孕妇尽量不要自行驾车，乘坐汽车应正确使用安全带，安全带不要压迫到腹部，使用三点固定式安全带，其中一条应置于妊娠子宫下方，另一条置于子宫上方，跨越对角肩，调节松紧适度。

孕妇在旅途中要注意饮食卫生，不要吃生冷、变味的食品，不喝生水，以防肠道传染病。

◎ 丈夫吸烟对孕妇和宝宝的健康有影响吗？

丈夫吸烟，孕妇和宝宝将被动吸食二手烟。二手烟的化学成分的种类和含量比一手烟明显增多，其中一氧化碳、烟碱和强致癌物苯并芘、亚硝胺的含量分别是一手烟的 5 倍、3 倍、4 倍和 50 倍，这导致二手烟的毒性比一手烟大得多。

即使丈夫没有当着孕妇和宝宝的面吸烟，但吸烟后烟雾可以附着在衣服、墙壁、地毯、家具甚至头发和皮肤等表面，形成三手烟，即使在香烟熄灭 6 小时后依然存在，可以在室内停留相当长时间，这些残留物可能会与室内的其他污染物产生反应形成新的有毒混合物，进一步伤害人体健康。因此，吸烟对人体的伤害是持久而无形的，特别是对于孕妇、胎儿及宝宝各个成长阶段的健康都会产生严重的负面影响。

1. 对孕妇的危害：可以导致宫外孕、自然流产、早产、前置胎盘及胎盘早剥等风险增加；吸烟可以导致肺癌、口腔和口咽部恶性肿瘤、喉癌、膀胱癌、宫颈癌、卵巢癌、胰腺癌、肝癌、食管癌、胃癌、肾癌等，尤其是女性在怀孕期间由于体内激素的改变，患癌风险明显增高；如果孕妇长时间处于二手烟环境，会影响孕妇全身的组织器官，降低免疫力，并且可能导致妊娠期高血压、妊娠期糖尿病等妊娠合并征的发生。

2. 对宝宝的危害：烟雾中的有害物质可以通过血液渗入胎盘，进入胎儿体内，影响胚胎的生长发育。研究表明，吸入二手烟、三手烟的孕妇发生胎儿先天畸形的概率约为非吸入者的 2.3 倍，而其中发生无脑儿、唇腭裂、痴呆及生长发育障碍的概率约为非吸入者的 2.5 倍，还可能引发早产、死胎、智力发育异常、新生儿窒息、胎儿出生低体重甚至婴儿猝死综合征等。即使新生儿平安降生，也可能在新生儿身上遗留危害，发生肺炎、气管炎、哮喘、早产儿视网膜病变、耳部炎症、过敏、中枢系统疾病及恶性肿瘤等的概率要明显高于无二手烟、三手烟污染的儿童。二手烟、三手烟还可能使儿童出现多动症。

✳ 第十课　孕早期可能出现哪些问题与不适？

当生命的种子在腹中发芽，孕妇通常会比较兴奋，开始憧憬宝宝的到来，并开始为新生命的降临做准备。其中有一些孕妇可能会有早孕反应，而且精神比较紧张，担心"孕期会不会顺利？""我吃了药，宝宝会不会健康？"出现焦虑情绪。其实，保持放松的心态会有利于正常妊娠。

◎ 吃药后怀孕了怎么办？

孕妇用药可直接或间接地影响胎儿，但用药的时间与胚胎的预后有密切关系。在受精后的 2 周内，受精卵着床前后，药物对胚胎的影响为"全或无"，"全"表现为胚胎早期死亡导致流产，"无"则表现为无任何流产征象，胚胎继续发育，不出现异常，可以继续妊娠。受精后第 3～8 周，是致畸高度敏感期；受精后 9 周直至宝宝出生这段时间用药，可能出现胎儿生长受限、低出生体重和功能行为异常。

此外，药物的种类、剂量、用药时间长短也与致畸风险相关。

因此，吃药不代表一定会影响胎儿，当孕妇吃了药后发现怀孕，应及时就诊，医生会根据用药的种类、时间、剂量以及可能受精的时间来进行综合判断。

◎ 孕早期要警惕宫外孕吗？

宫外孕，即异位妊娠，是指受精卵着床在子宫体腔以外的地方，最常见的是输卵管妊娠。输卵管较子宫腔小、壁薄，常发生输卵管妊娠破裂、流产等结局，严重时可以危及生命。

宫外孕的典型症状是停经、腹痛与阴道流血，即异位妊娠三联征。由于腹腔内出血及剧烈腹痛，轻者可出现晕厥，严重者可出现失血性休克。因此，怀孕后出现腹痛及阴道流血症状时，在考虑流产的同时，应警惕宫外孕的发生。

◎ 孕早期呕吐是否需要处理？

孕早期呕吐是一种正常的妊娠反应，是孕妇体内激素水平升高诱发的。孕妇最好选择清淡可口、易消化的食物，比如小米粥、苏打饼干、水果等，避免接触油腻、辛辣类的食物，坚持少吃多餐。另外，呕吐症状严重的孕妇可以适当补充维生素 B_6 或进食生姜，减轻恶心呕吐的程度。一定要注意多休息，避免过度劳累。当呕吐症状特别严重的时候应当及时去医院治疗。

◎ 妊娠剧吐时用药要注意哪些？

如果孕妇有妊娠剧吐，一定要及时就医，在医生指导下合理治疗。

妊娠剧吐的孕妇一般伴有脱水、电解质紊乱甚至酸中毒，需要每天静脉补液量约 3000 毫升，补充维生素 B_6、维生素 B_1、维生素 C，连续输液至少 3 天，维持每天尿量≥1000 毫升，每天补钾至少 3～4克，并监测血清钾的水平，同时可使用止吐药物治疗。

◎ 孕早期为什么会出现尿频？

孕早期出现尿频的症状，大多是因为前倾增大的子宫在盆腔内压迫膀胱，当子宫继续增大，超出盆腔以后，尿频的症状会自然消失。

但是，如果孕早期尿频，同时伴有尿急、尿痛、血尿等症状，就需及时就医，检查是否合并泌尿系统感染。

◎ 孕早期感冒能否用药?

孕早期感冒大多为病毒性感冒,感冒症状不严重,通过多喝水、注意休息等可以自行缓解。

如果感冒非常严重,应及时去医院就诊,在医生指导下使用相应的药物治疗。如感冒伴有高热时,可以使用对乙酰氨基酚退热治疗,伴有细菌感染可以使用青霉素类或者头孢菌素类的药物,如感冒症状较重且不能耐受时,可以使用一些毒副作用较小的中成药物治疗。

◎ 孕早期流血怎么办?

孕早期出现流血时应及时进行妇科检查,明确出血的部位,排除来自外阴、阴道、宫颈、尿道、肛门等部位的出血,同时需排除宫外孕所致的阴道流血。

孕早期少量阴道流血,无妊娠物排出,可伴有阵发性下腹痛或腰背痛,称为先兆流产,经休息及治疗后症状消失,可继续妊娠;若阴道流血增多或阵发下腹痛加剧,可发展为难免流产。有时,无明显的阴道流血及下腹痛,胚胎也可能停止发育滞留于宫腔,称为稽留流产。

因此,孕早期流血不一定会流产,稽留流产也不一定有阴道流血。孕早期流血应尽早去医院就诊,能否保住胎儿与流血原因、胚胎质量以及母体的因素等有密切的关系。

※ 第十一课　孕中晚期可能遇到哪些问题与不适?

孕中晚期随着胎儿的不断长大,孕妇腹部逐渐隆起,身体逐渐笨重,胎儿快速发育,饮食、睡眠、行动等都发生较大的变化。失眠、腰腿痛、浮肿等种种不适症状,扰乱孕妇生活,给孕妇的身体及心理带来困扰。如果对这些可能遇到的问题与不适有了充分的了解,就能帮助孕妇从容、顺利地度过这段特殊时期。

◎ 孕中晚期有哪些不适?

孕中晚期子宫增大,可能影响全身各系统器官并引起其功能变化,如失眠、肥胖等全身性变化,恶心呕吐以及便秘等消化系统症状、尿频、尿失禁等泌尿系统症状,腰背部、臀部及下肢疼痛等骨

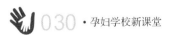

骼肌肉系统症状，水肿、痔疮、外阴及下肢静脉曲张等症状，贫血、腿抽筋等症状。

◎ 孕中晚期睡不好怎么办?

1. 采用舒适体位：侧卧位、抬高床头等可减少仰卧位低血压所致的不适；增加枕头如孕妇专用的"V"形、"U"形枕支撑腹部和背部，有助于入睡。

2. 合理营养：睡前喝一杯温牛奶有助于睡眠；食用含高碳水化合物的食物如面包和小饼干，有助于提高睡眠质量。

3. 适当运动：怀孕期间规律的运动不仅有利于身心健康，而且可以让人睡得更香，但应根据个人实际情况，选择强度适当的运动。

4. 良好情绪：规律的作息、轻松愉快的心情有利于睡眠。

◎ 孕中晚期阴道流血怎么办?

孕中晚期出现阴道流血除了可能是先兆流产、先兆早产外，还可能是前置胎盘出血、前置血管出血、胎盘早剥等妊娠并发症，这对母胎危害很大。当孕中晚期出现阴道流血时，应尽快前往医院就诊。

◎ 孕晚期腰痛怎么办?

增大的子宫向前突使躯体重心后移，关节韧带松弛，腰椎向前突使背伸肌处于持续紧张状态，常出现轻微腰痛。避免长时间站立或行走，使用托腹带托住腹部，可减轻脊柱部位的压力，减轻腰痛；补充钙质，有助于缓解骨质疏松引发的腰痛；适当按摩腰部、局部热敷、做一些增强腰部肌肉力量的训练，可缓解疼痛。若腰痛比较严重，可以在医生的指导下服用止痛药物。

◎ 孕晚期便秘怎么办?

孕妇要养成良好的生活习惯，多喝水，注意饮食清淡，多吃富含纤维素的水果和蔬菜，如芹菜、香蕉、火龙果等，少吃辛辣或者刺激性的食物。养成按时排便的习惯，不要长时间蹲厕所，每天定时去厕所排便，形成生物钟。适当的运动如孕期运动操有利于缓解便秘。如果便秘比较严重，通过饮食难以改善时，可以在医生的指导下使用一些药物治疗。

◎ 便秘用药要注意哪些?

孕期便秘选择药物的原则是以保证孕妇及胎儿的安全为先。

益生菌、双歧杆菌等可以调节肠道菌群,缓解便秘;乳果糖口服液相对比较安全,可以缓解轻中度的便秘。如果便秘比较严重,可在医生指导下使用开塞露。用药时应注意用量,避免出现因腹痛、腹泻而诱发流产、早产。

孕期便秘应注重饮食、生活方式的调整,长期使用药物治疗可产生依赖性,出现药物耐受、便秘加重的情况。

◎ 有痔疮怎么办?

首先应避免便秘,其次应避免久坐,适当运动,促进全身血液循环,加快肛门、直肠部位的血液回流,还可以多做些提肛运动,促进盆骨肌肉运动。另外,经常用温水清洗肛门,促进局部血液循环,减轻痔疮痛苦,清洁肛周皮肤避免感染。

◎ 孕晚期为什么会出现尿频?

孕晚期尿频主要是孕晚期以后,胎头进入盆腔,膀胱与子宫紧邻,胎头压迫膀胱,孕妇会感觉到尿频。

◎ 孕晚期下肢水肿怎么办?

部分孕妇在孕中期以后就会出现小腿浮肿现象,在孕晚期时水肿现象尤为明显,休息或晨起后可自行消退,这属于生理性水肿。

在孕中晚期,孕妇的内分泌发生了改变,体内出现水、盐分的滞留,而子宫逐渐增大压迫骨盆和静脉,妨碍静脉血液的回流,导致下肢水肿。因此,孕妇应适当控制盐分的摄入,避免长期站立,注意休息,并做适当运动,促进血液回流。

◎ 孕期有哪些表现是异常的?

1. 胎动异常:一般妊娠20周左右开始自觉胎动,怀孕28周之后胎动逐渐规律,胎动次数每2小时≥10次,胎动过多、胎动过少均属于胎动异常。胎动异常可能与孕妇情绪激动等生理性因素有关,也可能是一些病理因素引起胎儿宫内缺氧的表现,妊娠周数越大,对于胎

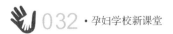

动异常的情况越要引起重视。

2.腰背痛：孕中晚期常出现轻微腰部疼痛，通常多注意休息便能有所好转。若出现阵发规律性腰背痛，伴腹部阵发性发紧发胀，则怀疑流产、早产，若为持续性腰背痛，伴腹部子宫持续紧张，则高度怀疑胎盘早剥，应即刻到医院就诊。

3.尿失禁：孕中晚期在压力作用下，如笑、干活或者突然打喷嚏时，小便会自然漏出来，出现压力性尿失禁。如果出现不可控制地流液，则应警惕胎膜早破所致的阴道流液。

4.阴道分泌物增多：怀孕后体内性激素水平发生很大变化，阴道分泌物增多，这是正常现象。若突发阴道分泌物较前增多、稀薄，应警惕胎膜早破。

5.瘙痒：妊娠期较常出现皮肤瘙痒，当出现瘙痒，尤其伴有手、脚心瘙痒，夜间较重时，可能是妊娠期胆汁淤积症，这是妊娠期特有的并发症，可引起胎儿宫内缺氧，严重时可导致胎儿死亡。

6.身体浮肿：怀孕常出现生理性浮肿，当浮肿加重时应警惕妊娠期高血压疾病。

7.小腿痉挛：合理补充钙或适当运动常能减轻小腿痉挛问题。若小腿痉挛，同时伴有疼痛和浮肿，尤其双下肢明显粗细不一致时，应警惕下肢静脉血栓形成。

8.头痛：压力太大、不良的饮食结构和睡眠不足等会造成孕妇头痛。若出现顽固且持续性疼痛，可能是子痫前期。

9.头晕眼花：怀孕后出现头晕眼花是比较常见的现象，如孕早期由于恶心、呕吐，进食少，引起血糖和血压偏低，孕妇容易出现头晕眼花；孕晚期孕妇长时间取仰卧位姿势，可出现头晕、恶心、呕吐等仰卧位低血压症状；孕期贫血、睡眠不足也可出现头晕眼花症状。此外，子痫前期也可能引起头晕眼花症状。

✳ 第十二课　孕期如何饮食？

孕期合理营养不仅可以为孕妇的健康安全护航，而且早期营养影响宝宝一生健康。那么，到底怎样吃才能保证营养呢？

◎ 孕期吃得越多宝宝越健康吗?

孕期吃多少要与需要量相平衡,而不是因为担心宝宝营养不够而吃很多,相反,如果孕期吃得过多,容易因为营养过剩、体重过度增加而导致妊娠期糖尿病、妊娠期高血压等多种妊娠合并症的发生风险,给孕妇和胎儿造成不良的影响。因此,并非孕期吃得越多宝宝越健康。

由于孕早期不需要增加很多营养,孕早期可参照中国备孕妇女平衡膳食宝塔(图2—1)。孕中、晚期可参照中国孕期妇女平衡膳食宝塔(图2—2)。

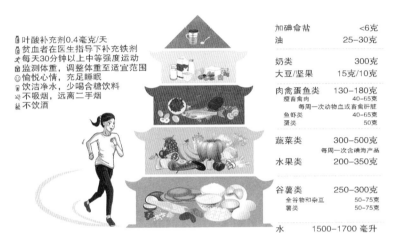

加碘食盐	<6克
油	25-30克
奶类	300克
大豆/坚果	15克/10克
肉禽蛋鱼类	130-180克
瘦畜禽肉	40-65克
	每周一次动物血或畜禽肝脏
鱼虾类	40-65克
蛋类	50克
蔬菜类	300-500克
	每周一次含碘海产品
水果类	200-350克
谷薯类	250-300克
全谷物和杂豆	50-75克
薯类	50-75克
水	1500-1700毫升

叶酸补充剂0.4毫克/天
贫血者在医生指导下补充铁剂
每天30分钟以上中等强度运动
监测体重,调整体重至适宜范围
愉悦心情,充足睡眠
饮洁净水,少喝含糖饮料
不吸烟,远离二手烟
不饮酒

图2—1　中国备孕妇女平衡膳食宝塔

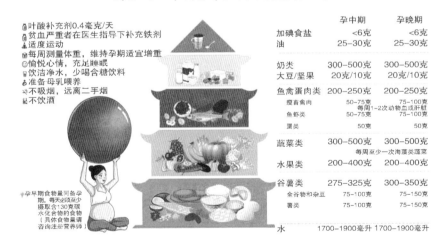

	孕中期	孕晚期
加碘食盐	<6克	<6克
油	25-30克	25-30克
奶类	300-500克	300-500克
大豆/坚果	20克/10克	20克/10克
鱼禽蛋肉类	200-250克	200-250克
瘦畜禽肉	50-75克	50-75克
	每周1~2次动物血或肝脏	
鱼虾类	50-75克	75-100克
蛋类	50克	50克
蔬菜类	300-500克	300-500克
	每周至少一次海藻类蔬菜	
水果类	200-400克	200-400克
谷薯类	275-325克	300-350克
全谷物和杂豆	75-100克	75-150克
薯类	75-100克	75-150克
水	1700-1900毫升	1700-1900毫升

叶酸补充剂0.4毫克/天
贫血严重者在医生指导下补充铁剂
适度运动
每周测量体重,维持孕期适宜增重
愉悦心情,充足睡眠
饮洁净水,少喝含糖饮料
准备母乳喂养
不吸烟,远离二手烟
不饮酒

孕早期食物量同备孕期,每天必须至少摄取含130克碳水化合物的食物(具体食物量请咨询注册营养师)

图2—2　中国孕期妇女平衡膳食宝塔

◎ 如何判断孕期营养够不够？

判断孕期营养够不够，要看孕妇和胎儿两方面的情况。对于孕妇来说，一是看与营养相关的抽血生化检验指标，包括血常规、肝功能、肾功能、维生素的检测等是否在正常范围之内，二是通过膳食调查、膳食结构分析、营养素分析来评价孕妇每日营养的摄入情况是否满足当前孕期的需要量。对于胎儿来说，主要可以通过 B 超、测量宫高、腹围等指标来看大小是否与孕周匹配。

◎ 孕期如何吃主食？

主食主要提供碳水化合物，是孕妇每日能量需要的主要来源。孕妇的主食种类越丰富越好。

特别需要注意的是，主食不能全部都是白米、白面（小麦粉）制品，可用红薯、紫薯等薯类，玉米、红米、黑米、荞麦米等全谷物，红豆、绿豆、花豆、芸豆、豌豆等杂豆类来代替部分主食，这些薯类、全谷物、杂豆类营养成分比精细的白米、白面制品更丰富，含有更多的膳食纤维和 B 族维生素，有利于孕妇预防便秘、增加 B 族维生素的摄入。

孕妇在吃主食的时候配上蛋、奶或豆浆、鱼禽瘦肉和蔬菜，这样可以保证身体需要的碳水化合物、蛋白质、脂肪、维生素、矿物质等多种多样的营养素，做到营养均衡。

◎ 不同孕期的孕妇每日需要吃多少鱼、禽类、蛋、瘦肉？

鱼、禽类、蛋、瘦肉主要为孕妇提供优质蛋白质和血红素铁等重要营养素，对增加孕妇的抵抗力、预防贫血、胎儿的生长发育有着重要的作用。

孕早期的孕妇每日吃鱼、禽类、蛋、瘦肉共 130～180 克，其中蛋类 50 克（约一个中等鸡蛋大小）、瘦畜禽肉 40～65 克（每周 1 次动物血或畜禽肝脏）、鱼虾类 40～65 克，也就是说孕早期每日需要吃 1 个鸡蛋、1 两左右的畜禽肉、1 两左右的鱼虾。

孕中期的孕妇每日吃鱼、禽类、蛋、瘦肉共 150～200 克，其中蛋类 50 克、瘦畜禽肉 50～75 克（每周 1 次动物血或畜禽肝脏）、鱼虾类 50～75 克，孕中期比孕早期需增加瘦畜禽肉 10 克、鱼虾类 10 克。

孕晚期的孕妇每日吃鱼、禽类、蛋、瘦肉共 200～250 克，其中蛋类 50 克、瘦畜禽肉 75～100 克（每周 1 次动物血或畜禽肝脏）、鱼虾类 75～100 克，孕晚期比孕早期需增加瘦畜禽肉 35 克、鱼虾类 35 克。

因此，孕中期和孕晚期并不需要增加太多鱼、禽类、瘦肉。

◎ 孕期多吃蛋白粉好吗？

孕期不需要额外吃蛋白粉。蛋白粉一般是采用大豆分离蛋白或乳清蛋白，或几种蛋白的组合体构成的粉剂，适用于某些疾病群体、处于特定生理及年龄阶段人群，如创伤、烧伤、肿瘤放化疗患者，蛋白质需要量大大增加的运动人群，吃不下太多食物、胃肠道功能较弱的老年人、胃病患者等。蛋白粉可以为缺乏蛋白质或者蛋白质需要量增多的人补充蛋白质。

孕妇在孕中晚期需要的蛋白质虽然增多，但是完全可以通过日常饮食来获得。对于妊娠反应较大、食物摄入严重不足时，或者实在不喜欢吃各类肉、鱼、禽类的孕妇来说，蛋白粉可以作为部分蛋白质的补充。孕妇最好能先从日常饮食的改善做起，毕竟平衡膳食关注的不仅仅是蛋白质这一种营养素，而是包括碳水化合物、脂肪、维生素、矿物质等各类必需的营养素。

另外，蛋白质过量会加大肝脏、肾脏代谢的负荷，造成肝脏、肾脏功能损害。因此，就算是需要补充蛋白粉，也必须在营养医师的专业指导下进行。

◎ 孕期要补充 DHA 吗？

DHA 是人体所必需的一种多不饱和脂肪酸，对胎儿及婴儿的大脑和视觉发育有重要作用。在孕晚期，胎儿的头部迅速发育、长大，孕 40 周时，胎儿的大脑重量几乎可以达到孕中期结束时候的 3 倍。DHA 是大脑和眼部发育需要的重要结构脂肪酸，孕妇需要摄入足够的 DHA 来保证胎儿健康发育。

《中国居民膳食营养素参考摄入量》建议孕期每天 DHA 的摄入量为 200 毫克。鱼类是孕期非常适宜的肉类，鱼类除了有丰富的蛋白质，DHA 的含量也很丰富，常吃河鱼的鱼肉，就可以获得足够的 DHA。另外，三文鱼、鳕鱼、沙丁鱼、鱿鱼、龙虾、螃蟹、虾等都属于低汞高 DHA 的海鲜。建议孕妇经常吃河鱼，每周吃 2～3 次海鲜，每次

100～150克。如果不能吃到这些富含DHA的鱼类，可以通过补充剂来补充。

◎ 孕期多吃水果对宝宝皮肤有好处吗？

水果含有丰富的维生素、矿物质和膳食纤维，对孕妇自身的健康和胎儿的发育都是非常有益的，但不是吃得越多越好，因为水果含有很多糖分。如果孕妇摄入过多的糖分，则无法被身体完全吸收，可能造成妊娠期体重增加过多、血糖和血压升高，导致发生妊娠期糖尿病、妊娠期高血压疾病、巨大儿等的风险增加。因此，孕期吃水果要注意适量。

人类肤色的深浅是由黑色素的多少决定的，而黑色素的含量在很大程度上是由遗传因素决定的。人类肤色遗传至少由2对以上的基因共同控制。也就是说，宝宝的肤色在妈妈怀孕的那一刻，便已经由来自爸爸和妈妈肤色的基因决定了。因此，宝宝的肤色跟妈妈在怀孕时吃多少水果没有直接关系。

肤色除了由遗传因素决定，同时还会受紫外线照射、黑色素代谢等诸多因素的影响。因此，宝宝出生后，做好防晒和皮肤的日常护理也是非常重要的。

◎ 孕期吃多少蔬菜、水果合适？

蔬菜、水果主要为孕妇提供维生素、矿物质和膳食纤维，对孕妇自身健康和胎儿的发育都非常重要。

《中国居民膳食指南》推荐，孕妇每日蔬菜摄入300～500克，不同孕期水果摄入量不同，孕早期每日200～350克，孕中晚期每日200～400克。不同种类的蔬菜、水果的营养素含量都有差异，因此，建议孕妇选择蔬菜、水果时，种类越丰富越好。

◎ 孕期喝水少会造成羊水过少吗？

羊水的来源、量和成分随孕周不同而有所变化。妊娠早期，羊水主要是母体血清经胎膜进入羊膜腔的透析液；妊娠中期以后胎儿排出的尿液是羊水的重要来源；到妊娠晚期时，胎儿会吞咽羊水后再排出尿液，如此循环。同时，脐带具有吸收羊水的功能，胎儿也具有自身调节的功能，使得羊水能够保持相对的平衡。

羊水过少一般与胎儿泌尿道畸形、羊膜病变、胎盘功能不良、孕妇血容量不足（如贫血）等有关，与孕妇喝水的多少没有直接的关系。即使孕妇喝水较少，但蔬菜、水果、牛奶、汤等食物都含有较多的水分，也不会造成羊水过少。

◎ 孕期哪些食物要少吃？

在整个孕期，孕妇的饮食要保证营养均衡，食物种类多样化，但是有一些食物是不能吃或者要少吃的。

孕期完全不能摄入酒精，包括白酒、红酒、啤酒等各种酒，以及可能含有酒精的酒酿等，因为孕期饮酒特别是过量饮酒可导致流产、胎儿死亡，还有可能导致新生宝宝伴随终生的身体、行为和智力障碍。因此，孕妇在整个孕期，甚至在备孕期、哺乳期都不建议接触任何可能含有酒精的食物。

孕期要少吃的有：①没有煮熟的鱼、虾、蟹、螺、蛙等，因为它们可能含有寄生虫；②虽然少量咖啡因是安全的，但不建议孕期喝过多的咖啡；③含高糖分、高脂肪的特别是精加工食品，因为过多的糖分、脂肪会导致孕期体重增加过多、妊娠期糖尿病、妊娠期高血压等妊娠合并症。

第十三课　孕期如何合理补充钙、铁、锌？

钙、铁、锌是胎儿生长发育所必需的营养素，缺乏这些营养元素时易导致胎儿发育不良等。孕妇通过饮食仍无法满足营养需要，必须补充适量的钙、铁和锌。

◎ 孕期脚抽筋是缺钙的表现吗？

孕妇脚抽筋是指小腿的肌肉痉挛，有一半以上的孕妇在孕期出现过这种现象。孕妇体内的血清钙降低使神经兴奋性增高，导致小腿的肌肉痉挛，从而出现脚抽筋。

疲劳、钙缺乏、饮食不均衡、寒冷都可能导致脚抽筋。

◎ 孕期缺钙有哪些危害？

孕期缺钙对孕妇及胎儿都有害处。

钙是胎儿生长必需的微量元素，钙缺乏会导致胎儿发育不良，骨骼矿化不全，严重颅骨矿化不全的胎儿在分娩时可能出现颅骨凹陷。

孕妇在怀孕时钙剂摄取不足时，可能出现小腿肌肉痉挛；孕妇身体会动用自身骨骼中的钙，维持血钙浓度和满足胎儿生长需要，骨钙流失会导致孕妇骨质疏松，出现腰腿疼痛；钙元素摄取不足，也可能引发妊娠期高血压疾病。

◎ 孕期什么时候开始补钙？

孕妇要定期产检，在医生的指导下补钙。

一般从孕中期开始补钙，每天补充钙剂至少 600 毫克直至分娩，以满足胎儿生长需要，预防孕妇骨质疏松及妊娠期高血压疾病。

部分特殊情况的孕妇，如不饮奶孕妇、低钙摄入地区（包括中国部分城市和农村地区）的孕妇、妊娠期高血压高危孕妇、双胎孕妇，推荐每天补充钙剂 1000～1500 毫克直至分娩。

◎ 怎样补钙吸收更好？

补充足量维生素 D，维生素 D 的作用是让钙元素从肠道内充分吸收，同时保证体内的钙不从尿液中流失。

避免与油腻的食物一起食用，因为脂肪进食过多产生的游离脂肪酸容易与钙结合导致吸收减少。

不同时吃菠菜、洋葱等含草酸量高的食物，因为菠菜、洋葱等食物含草酸量高，会影响消化道对钙的吸收。

◎ 孕晚期补钙会导致胎盘钙化吗？

孕晚期补钙不会导致胎盘钙化。

胎盘成熟度分为Ⅰ度、Ⅱ度、Ⅲ度，Ⅰ度胎盘为不成熟胎盘，Ⅱ-Ⅲ度胎盘为成熟胎盘，Ⅲ度以上为过熟胎盘，又称为胎盘老化或胎盘钙化。

钙化胎盘并不是因为钙盐沉积所致，而是孕晚期胎盘发生局灶性梗死所致。梗死灶越多，出现钙化点就越多，B超检查时表现为较强光点。

◎ 孕晚期补钙会导致胎儿头骨变硬而难产吗？

这种担心是不必要的。孕晚期补钙不会导致胎儿头骨变硬而难产，相反，颅骨的矿化有利于胎儿出生时脑组织的保护。

胎儿的颅骨由顶骨、额骨、颞骨及枕骨构成，骨与骨之间由颅缝联接，颅缝与囟门间均有软组织覆盖，故胎头具有可塑性。在分娩过程中，颅缝重叠使头颅径线缩小，胎头便于娩出。如果产力、胎儿、产道三方面均正常且相互适应，则分娩可顺利进行。

◎ 什么情况下需要补铁？

孕妇应常吃含铁丰富的食物，孕中晚期对铁的需求量增多，要增加铁的摄入，每日增加 20~50 克的红肉，每周吃 1~2 次动物肝脏或血液，可预防缺铁性贫血。

缺铁性贫血的表现为：轻者无症状，或只有皮肤口唇黏膜稍微苍白，重者可以出现头晕、乏力、心悸、气短等贫血症状，严重者有恶心、腹胀等消化道症状和手足麻木、冰冷等周围神经症状。

孕妇应定期产检，如出现贫血，应查明原因。若单靠饮食补充明显不足时，则应在医生的指导下及时补充铁剂。

◎ 孕期贫血怎么吃？

动物血、肝脏及红肉中铁含量丰富，吸收率高。缺铁性贫血孕妇为满足胎儿生长需要，每日需摄入瘦肉 50~100 克，每周摄入 1~2 次动物血或肝脏 20~50 克。同时，摄入含维生素 C 较多的蔬菜和水果，有助于提高膳食铁的吸收和利用。

◎ 孕期缺铁性贫血如何补充铁剂？

缺铁性贫血除了增加营养，还需补充铁剂。非贫血孕妇，如果血清铁蛋白<30 微克/升，每天口服铁剂 60 毫克；诊断明确的缺铁性贫血孕妇，每天应补充铁剂 100~200 毫克；对于中重度贫血或因胃肠原因无法口服补铁的孕妇，可选择注射铁剂；当血红蛋白<70 克/升时，建议输血。缺铁性贫血在补充铁剂的同时，还需要针对导致贫血的原因进行治疗。

◎ 哪种方法补充铁剂吸收好？

为促进铁剂吸收和减少胃肠反应，补充铁剂需要注意：①补铁时首选口服铁剂；②补充二价铁，因为二价铁容易吸收；③为减少胃肠反应，从小剂量开始服用，反应大的可选用缓释片；④服用时间为两餐之间或睡前，可同时服用维生素C，促进铁的吸收。

◎ 什么情况需要补锌？

锌是人体必需的微量元素，是胎儿生长发育所必需的营养物质，缺锌易导致胎儿发育不良，早期缺乏还易导致胎儿畸形。因此，锌是整个孕期都必须增加摄入的，但也不是越多越好，而是要适量。

孕妇要定期产检，在医生的指导下补锌。孕期每天锌的摄入量不应超过45毫克，如果过量，容易造成早产。一般情况下，锌的摄入量孕早期每天11.5毫克，孕中晚期每天16.5毫克，服用孕妇复合维生素者，不必额外补充锌元素。

另外，如果孕妇在补钙的同时需要补锌，最好分开服用，可以分别在饭前和饭后服用，因为钙、锌都是金属离子，同时服用会干扰吸收。

�֎ 第十四课　如何合理控制孕期体重增长？

孕期的体重管理是近些年来倡导的使母子更健康、更安全地孕育的管理模式。整个孕期孕妇的体重增长是有规律的。孕前体重不同，孕期合理的体重增长也各有不同。孕期究竟增重多少才合适？各个孕期增重又有何区别？

◎ 孕早期体重没有增加有问题吗？

孕早期体重没有增加是没有问题的，因为孕早期胎儿生长发育缓慢，对能量及营养素的需要无明显增加。孕妇在孕早期能量摄入过多导致孕早期体重增长过多，是孕期总体重增长过多的重要原因，可明显增加妊娠期糖尿病等妊娠并发症的发生风险。孕期前3个月体重增长0～2.0千克合适。

孕妇如有早孕反应，可少食多餐，选择清淡可口的食物，保证营养均衡。对于食欲不佳的孕妇，如果体重没有明显下降，也无需强迫进食。当然，如果孕妇早孕反应较重，体重不升反而下降，若体重减轻超过 5%，建议及时就医。

孕早期体重增长过快的原因主要是有些孕妇孕早期无明显早孕反应，额外增加了食物摄入量。建议这些孕妇不要额外增加摄入量，控制好孕早期的体重增长。

◎超重和肥胖的标准是什么?

超重和肥胖是以体重指数（BMI）来界定的。体重指数的计算很简单，就是用孕妇孕前的体重除以身高的平方。这里的体重是指怀孕之前的体重。例如，一个孕妇的孕前体重是 50 千克，身高 1.63 米，那么她的体重指数就是 $50 \div 1.63^2 \approx 18.82$ 千克/米^2。

体重指数 BMI<18.5 千克/米^2 为低体重（偏瘦），18.5 千克/米^2≤BMI≤24.9 千克/米^2 为理性体重（正常），25.0 千克/米^2≤BMI≤29.9 千克/米^2 为超重体重（偏胖），BMI>30.0 千克/米^2 为肥胖体重（胖）。

◎孕中晚期体重每周增长多少合适?

孕中期开始，胎儿逐渐长大，孕妇的体重应该增加较快，但应控制在每周增加大约 350 克，直到孕末期。在孕末期时体重可能增加较快，这是因为胎儿长大体重增加迅速所致。平均而言，孕期总增重约 12 千克较为适宜。

孕前体重不同，孕期增重范围也会不同（表 2-1）。

表 2-1　孕期增重

妊娠前体质指数分类	BMI /千克/米^2	孕期总增重范围 /千克	孕中晚期体重增长速度 /千克/周
低体重	<18.5	11~16	0.46 (0.37~0.56)
正常体重	18.5~23.9	8.0~14	0.37 (0.26~0.48)
超重	24.0~28.0	7.0~11.0	0.30 (0.22~0.37)
肥胖	≥28.0	5.0~9.0	0.22 (0.15~0.30)

孕期每周至少称体重一次，除了使用校正准确的体重秤，还要注意每次在固定的时间称重，如晨起空腹时，称重前排空大小便，脱鞋、

仅着单衣，以保证测量数据的准确性和监测的有效性。

◎ 孕中晚期体重没有增加、胎儿偏小怎么办？

如果孕妇中晚期体重没有增加，胎儿偏小，一般是孕妇的摄入量不足导致的。孕中期开始，胎儿生长速度加快，应在孕前膳食的基础上，逐渐增加营养摄入。孕中晚期每天能量摄入比孕前分别增加 300 千卡和 450 千卡，增加奶类 200 克/日，使奶类的总摄入量达到 500 克/日。孕中期增加动物性食物（鱼、禽、蛋、瘦肉）50 克/日，孕晚期需再增加 75 克/日，以满足对优质蛋白质、维生素 A、钙、铁等营养素和能量增加的需要。建议每周食用 2~3 次鱼类，以提供对胎儿大脑和视网膜发育有重要作用的长链多不饱和脂肪酸。

如果胎儿持续偏小，经医师评估胎儿的生长潜能达不到应有水平，应进行进一步检查。

◎ 孕妇体重增长过多对母婴有何影响？

孕期体重增长过多，是孕妇发生妊娠并发症如妊娠期高血压疾病、妊娠糖尿病等的危险因素，也是产后体重滞留的重要原因，并增加妇女远期发生肥胖和 2 型糖尿病的风险，还与绝经后发生乳腺癌的危险性呈中度相关，同时也影响母体产后乳汁的分泌。一旦诊断为妊娠期糖尿病，孕期需不断地监测血糖，如有必要，需注射胰岛素。这增加了孕妇的痛苦，可导致胎儿畸形、胎死宫内等，将来母婴患糖尿病风险也会增加。当孕妇营养过剩体重增加过多，可导致出现巨大儿，增加分娩的风险。巨大胎儿往往需要剖宫产分娩，会因子宫收缩不良造成产后大出血，可能危及生命。

◎ 孕中晚期体重增加过快怎么控制？

孕妇如果能量摄入过多、日常工作量和活动明显减少，容易导致能量摄入与消耗失衡，使孕期体重增长过多、过快。

合理的体力活动和膳食控制，并辅以体重监测，可有效减少孕期体重增长。只要没有医学禁忌，孕期进行常规活动和运动都是安全的，而且对孕妇和胎儿均有益。

孕中晚期每天应进行 30 分钟中等强度的身体活动。中等强度身体活动需要中等程度的体力，可明显加快心率，一般为运动后心率达到最大心率的50%~70%，主观感觉稍疲劳，10分钟左右可恢复正常。最大心率可用220减去年龄计算得到，如年龄30岁，最大心率（次/分）为220－30＝190。活动后的心率以95~133次/分为宜。

常见的中等强度运动包括快走、游泳、打球、跳舞、孕妇瑜伽、各种家务劳动等。孕妇应根据自己的身体状况和孕前的运动习惯，结合主观感觉来选择活动类型，量力而行，循序渐进。

第十五课　孕期如何选择运动方式？

孕妇参与锻炼，对减少孕期并发症、促进宝宝生长都有很大的帮助，并且对分娩也有积极的作用。有些孕妇担心不适当运动给胎儿造成危险，不知道如何选择合适的运动方式、如何把握运动量。在这里专家为您答疑解惑。

◎孕期运动有哪些好处？

孕期运动的好处有：①适当运动能促进孕妇的消化、吸收功能，增强体质，有利于顺利分娩和产后恢复身材；②适当运动可以促进血液循环和新陈代谢，提高血液中氧的含量，消除身体的疲劳和不适，保持精神振奋，可以让胎儿获得更多的血液供氧，加快新陈代谢，促进胎儿的生长发育，增强免疫力；③适当运动可以减轻孕妇的情绪波动，放松心情，有利于胎儿良好性格的形成；④适当运动能刺激胎儿的大脑、感觉器官、平衡器官以及呼吸系统的发育；⑤室外运动时，孕妇可以接受更多的光照，有利于促进维生素D的合成，进而补钙，促进胎儿骨骼发育；⑥运动时由于孕妇肌肉和骨盆关节等得到了锻炼，为日后顺利分娩创造条件。

◎如何选择适合自己的运动项目？

孕妇结合自己的身体状态，可适当选择一些慢、轻、缓的运动项目。

1. 散步：这是一项非常适合孕妇的运动。选择环境好的地方，孕

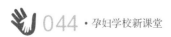

妇穿上舒服的平底鞋，在丈夫的陪同下散步，可以放松心情。

2. 游泳：游泳是孕期最安全、最好的锻炼方式。游泳能改善心肺功能，增加身体的柔韧性，增强体力。

3. 孕期操：孕期操是由专业人员结合孕妇身体的特殊状况编排的，是适合孕妇常做的运动，可以使身体灵活、放松，增加肌肉容量、增强心血管功能，使自己的身体得到全面的锻炼。

4. 瑜伽：瑜伽可以保持肌肉张力，使身体更加灵活，还可以很好地放松身心。最好在专业瑜伽老师的指导下完成动作，并选择适合孕期、比较柔和且安全的瑜伽动作。

5. 舞蹈：跳舞能促进血液循环，但最好有一定的舞蹈基础。可以在自己家里舒适的客厅中跟着自己最喜欢的音乐起舞，也可以参加孕期舞蹈班。

◎ 孕期运动有哪些注意事项？

1. 选择合适的运动场所：室外运动需要选择清静、环境好、人少的地方，避免空气污染、噪声、传染病等不利因素的影响；室内运动需要选择干净卫生的运动场所，避免人多的地方，避免运动过程中碰撞等情况。

2. 选择合适的运动装备：准备吸汗、散热、宽松、舒适的运动服装，选择舒适的平底鞋。

3. 运动前做好热身运动：由于激素和其他生理变化，孕妇身体比较笨重，适当的热身运动可以防止运动过程中的肌肉、关节拉伤，预防运动过程中脚抽筋。

4. 运动时间的把握：孕妇一般选择在孕中期适当的运动，孕早期和孕晚期尽量避免运动，防止流产或者早产。每次运动尽量选择在半小时左右，并且注意中场休息，以避免过度劳累和心跳过快。

5. 运动强度的把握：孕妇的运动强度因人而异，有的人体质弱，运动 10 分钟就会觉得受不了，有的孕妇可能运动 30 分钟才会稍微觉得有点累。运动强度的把握一般以孕妇身体舒适、稍稍感觉到累为临界点。运动过程中，如果感到累就要停下来休息一会儿，如果没有感觉到累，就可以继续运动，具体要根据孕妇的自身情况来决定，切忌逞能。

6. 运动过程中要注意补充水分：运动过程中适当补充水分，可以帮助孕妇更好地恢复体力，减少对胎儿的伤害。建议选择白开水或者果汁，不建议喝功能饮料、碳酸饮料。

7. 运动过程有人陪伴：由于孕妇身体的特殊性，运动过程最好有人陪伴或者是带好手机，以避免发生意外情况。

◎ 哪些孕妇暂时不适合运动？

孕妇若有以下情况之一，则暂时不适合运动：①妊娠合并严重心脏病；②宫颈功能不全；③多次早产史；④妊娠中晚期出血史；⑤先兆早产；⑥胎盘前置或低置；⑦胎膜早破；⑧妊娠期高血压；⑨子痫前期。

◎ 孕期跳舞要注意什么？

孕妇舞蹈过程中要记住以下几点：

1. 结合个体情况，合理安排孕期每个阶段的运动量。如果孕妇在怀孕前经常跳舞，可以在怀孕的前 3 个月继续进行强度较低的舞蹈训练，在怀孕中期时，可能会感觉良好，并且觉得需要继续运动。但是随着腹部增大，孕妇如果感觉到力不从心，就要减慢动作和降低强度。

2. 找有经验的、经过孕期舞蹈训练的老师。寻找孕妇舞蹈专业老师十分重要，因为专业老师了解孕期的生理变化，知道如何进行孕妇舞蹈训练才是最安全的。有经验的老师在训练前会询问孕妇身体情况，调整当天的训练内容和运动量。

3. 明智地选择舞蹈体位和动作。怀孕的前 3 个月，避免进行背部的运动，避免长时间站立和伸展身体保持同一个动作，这些动作会减少流经子宫的血流量。孕期要避免跳跃或旋转等剧烈动作。

4. 合适的营养补充。孕妇应该在跳舞之前、期间和之后喝充足的水，避免在炎热潮湿的地方跳舞。除此之外，还要摄取足量的营养，补充跳舞消耗的卡路里。

5. 听从身体指挥，出现异常及时就医。腹中的胎儿已经给孕妇带来足够的重量，开始跳舞时，孕妇会觉得疲劳。因此，孕妇应该根据自己的感觉和具体情况来调节舞蹈的运动强度，如果感觉到头晕、呼吸急促、疼痛或者发现阴道出血，就应该立刻停止运动，及时就医。

◎ 孕期做瑜伽有哪些作用？

可能有的孕妇在孕前就有做瑜伽的习惯，但是怀孕之后担心一些瑜伽动作会对胎儿有影响，不敢继续做瑜伽了，这种担心完全是多余的。如果之前有做瑜伽运动，怀孕之后照样可以做。孕期做瑜伽的好处有：①孕妇练习瑜伽可以让自己放松，心情变得平静，减少焦虑等不良情绪；②孕期做瑜伽可以锻炼孕妇肌肉的弹力，增加身体各个部分的柔软性，锻炼腰腹的力量，可以提高身体的抵抗力，增强孕妇的体质；③瑜伽是有氧运动，对胎儿的生长发育非常有帮助。同时，做瑜伽时放一些舒缓的音乐，有助于胎教；

但是孕期做瑜伽，一定要在专业老师的指导下，在个人的能力范围内选择适当的动作，不要做不适合自己的动作，避免出现扭伤和拉伤等情况。

◎ 孕期可以跑步吗？

跑步要视具体情况而定，因为每个人的身体状况有个体差异。对于孕前习惯跑步的孕妇，如果没有习惯性流产的孕产史，可以根据自己的身体状况和胎儿的生长情况进行适量的慢跑，随着孕期的进程，跑步的距离、时间和强度都应逐渐减少，遵循常规的孕期运动注意事项，避免剧烈运动，穿能够给脚部提供充分支撑的跑步鞋，听从身体的感觉，留意一切危险信号。

另外，慢跑过程中还要注意一些细节。在孕早期，避免在炎热潮湿的天气里跑步，特别是在怀孕头三个月，注意监测心率，在跑步前、跑步过程中、跑步结束后都要多喝水。在孕中期，孕妇的身体重心已经发生变化，腹部越来越大，很容易滑倒或摔跤。要选择平坦的地方慢跑。如果失去平衡，要尽量以侧身或以手和膝盖着地，不要直接腹部着地。在孕晚期，如果感觉太疲惫不想跑步，就听从身体的指令，好好休息一下，或者适当慢走。

并非所有孕妇都适合跑步。在产检时最好咨询医生，如果有妊娠合并症或高龄孕妇等情况，要根据自身和胎儿情况选择适当的运动。

◎ 孕期游泳的好处和注意事项有哪些？

孕前有游泳习惯的孕妇，产检各项指标都比较好的情况下可以游泳，最好是在孕中期。为避免羊水早破和感染，孕晚期应停止游泳运动。

孕期游泳有以下作用：①孕妇在水中体位的变化，有利于纠正胎位，促进顺产；②增加肺活量，增强核心力量，有利于在分娩中缩短产程；③经常游泳，可逐渐消耗体内过剩热量，预防妊娠高血压综合征；④可改善情绪，减轻妊娠反应，减少孕期不适，对胎儿神经系统的发育也有良好的影响；⑤减轻胎儿对直肠的压迫，并促使骨盆内血液回流，有利于防止便秘、下肢浮肿和静脉曲张；⑥沉重的妊娠子宫受到水浮力的支持，可减轻支撑妊娠子宫的腰肌和背肌的负担，缓解或消除孕期常有的腰背痛症状；⑦游泳时，全身肌肉都参加了活动，加上水对皮肤的"按摩"，可促进血液循环，增强孕妇体质，有利于胎儿发育；⑧游泳可兼收日光浴之益，阳光中的紫外线可使皮下脱氢胆固醇转变为维生素 D_3，促进钙、磷的吸收，有利于胎儿骨骼发育；⑨经常游泳还可帮助孕妇保持健美的体形，尤其对分娩后的体形恢复大有好处。

孕期游泳的注意事项如下：

1. 要有专职人员在场，最好选择室外泳池。一些泳池是采用氯气进行消毒过滤，氯气会使孕妇的呼吸系统产生不适，最好选择室外泳池，减少刺激，或者是选择采用臭氧进行杀菌过滤的泳池。

2. 准备一双防滑拖鞋。只要是离开水，无论是在入水前还是出水后，都应该穿防滑拖鞋，以免滑倒。

3. 准备水或果汁。随身携带水和果汁，在游泳前和游泳过程中随时补充水分，以免发生脱水。

4. 泳池里的水温最好在 30℃ 左右。这个水温下，肌肉不容易发生抽筋，也不易感觉疲劳。孕妇不能选择水温比体温高的水游泳，否则会使体温升高，影响胎儿健康。

5. 孕妇应该选择仰泳，在水中漂浮、轻轻打水都是不错的锻炼姿势，可以缓解腰痛。

6. 孕妇不宜剧烈运动，避免劳累。避免伸展幅度过大，否则对自身和胎儿产生不良影响；不能憋气潜水，因为缺氧对胎儿不利。

✻ 第十六课　如何自我监护胎儿？

每位孕妇都非常关注宝宝在子宫内的状况，都希望能监护好胎宝宝。如何自测胎儿是否正常？自我监测胎儿的方法是否正确？什么时候开始有胎动？如何数胎动？下面听听专家的分析吧。

◎ 什么时候开始有胎动？

一般妊娠 20 周可感到胎动，随孕周增长胎动渐增，32 孕周胎动达高峰后有所下降，过期妊娠则胎动明显减少。

◎ 怎么数胎动？

胎动计数是孕妇自我监护胎儿情况的一种简易方法。一般孕 28 周即可开始数胎动，直至分娩。数胎动时每天固定自己最方便的时间，环境安静，孕妇心情愉悦，注意力集中，采取侧卧位或半坐卧等舒适体位，双手自然轻放在腹部，可采用数纽扣或纸团法、画正字或画圈法、手机 APP 等任意一种方式，选择 1 小时计数胎动或 12 小时计数胎动。

胎动计数——1 小时胎动：若连续胎动或在同一时刻感到多处胎动，只能算做一次，得等胎动完全停止后，再接着计数。每小时 $\geqslant 5$ 次为正常，如果 <5 次，继续数 1 小时，2 小时 $\geqslant 10$ 次为正常。

胎动计数——12 小时胎动：早、中、晚各取一小时；3 小时的胎动数相加，再乘以 4，即为 12 小时的胎动数。12 小时内 30 次或者 30 次以上为正常，代表宫内胎儿情况良好。

◎ 如何判断胎动异常？

1. 若胎动在短时间内突然增加一倍或减少一半，则应引起孕妇特别的关注。

2. 若 1 小时胎动 <3 次或 2 小时胎动 <10 次，说明胎儿宫内有异常。

3. 若 12 小时胎动 $\leqslant 20$ 次，说明宫内胎儿有异常，如果 12 小时胎动 <10 次，表明胎儿有缺氧风险，应立即进一步评估或到医院检查。

◎ 什么时候开始做电子胎心监护合适？

电子胎心监护是通过连续监测并记录一段时间胎心率的动态变化，动态观察胎心的改变，同时描记子宫收缩和胎动情况，反映三者的关系，综合判断胎儿在宫内的生存状态，及时发现胎儿宫内缺氧。一般孕晚期开始做胎心监护，特殊情况按照医生的个体化建议。

◎ 做胎心监护有哪些注意事项？

做胎心监护的注意事项有：①对于有不良产史，或有合并症的孕妇，如妊娠期高血压、胎位不正、脐带绕颈、糖尿病等，应听从医生建议提前孕周、增加频率做胎心监护；②生活作息要规律，不要熬夜；③尽量选择胎儿活跃的时间段做监护，可以选择进食后做胎心监护；④做胎心监护之前不要进行剧烈运动，最好排空膀胱，整个过程需要连续 20～40 分钟；⑤胎心监护时保持心态平稳、心情愉悦；⑥选择较为舒服的体位，但是不要平躺，不要玩手机；⑦可以与宝宝说话，或用轻敲肚子等方式唤醒宝宝。

❋ 第十七课　你做好胎教准备了吗？

胎宝宝在胚胎期就已经有出色的大脑，它像电脑的存储器一样，把听到的、感受到的事情都会深深地铭记下来。

经常有孕妇问：胎教是向胎儿灌输生活知识和科学知识吗？是把出生后要学习的内容提前教给胎宝宝吗？胎教到底是什么？怎么做胎教？什么时候做胎教？我们一起来了解一下胎教有关内容。

◎ 什么是胎教？

胎教是调节孕妇身体的内外环境，促进胎儿发育，改善胎儿素质的科学教育方法。一方面指孕妇自我调控身心的健康，为胎儿提供良好的生存环境；另一方面指对生长到一定时期的胎儿施加合适的刺激，促进胎儿的身心发育。

胎教分为广义胎教和狭义胎教两种形式。广义胎教是指孕妇通过精神、饮食、环境、劳逸结合等方面来创造良好的母体环境。狭义胎教是直接给胎儿提供视觉、听觉、触觉等方面的教育，如光照、音乐、抚触等，使胎儿大脑神经细胞不断增殖，神经系统和各器官的功能得到合理的训练，以挖掘胎儿的智力潜能，提高胎儿的综合素质。

◎ 胎教对胎儿有哪些好处？

1. 促进胎儿大脑健康的发育。胎教的内容往往比较情感化、艺术化，形象和声音融于一体，从而可促进胎儿大脑的发育，使宝宝出生后知觉和空间感灵敏，更容易具有音乐、绘画、几何和空间的鉴别能力，并使宝宝情感丰富，形象思维活跃。

2. 有利于胎儿的心理健康。胎教给胎儿的心理影响是积极的、能动的，不仅有利于胎儿感知能力的培养，而且有利于胎儿情感接受能力的培养，使胎儿未出生就在感知、情感等方面和父母相互沟通和交流。

3. 有利于完善胎儿的人格。胎教对胎儿的影响是整体性的，因此胎教有助于胎儿以及胎儿出生后精神素质各个方面的塑造，即有助于人格的完善。如果一个人能够在人生的开始阶段就受到整体性的审美教育，那么这种教育就会对一个人的心灵产生长远的、深刻的、潜移默化的影响，最终使这个人的人格趋向完善。胎教就是人生最早的审美教育，对一个人的发展起着开创性的作用。

◎ 什么时候可以开始做胎教?

一怀孕就可以做胎教了。怀孕前要做好身体和心理准备，在良好的状态下怀孕。夫妻双方要彼此相爱，这种深厚的爱是胎教最坚实的基础。

◎ 音乐胎教怎么做?

音乐胎教是目前运用最广泛且已被国际上诸多专家学者证明的有效的科学胎教方法之一。优美舒缓的音乐是孕妇和胎儿之间最直接沟通的桥梁，可以起到改善孕妇和胎儿的情绪的作用。通过音波可以刺激胎儿听觉功能，还可以激发大脑突触的发育。

音乐胎教怎么做呢? 一是孕妇听自己喜爱的音乐。最好选择动听的轻音乐，让自己放松、心情愉悦，不宜选择摇滚乐、迪斯科舞曲等刺激性较强的音乐。如白天听一些轻松愉快的乐曲，可以使胎儿处于兴奋状态;晚上听柔美小夜曲，可使胎儿处于安静状态。二是孕妇和丈夫唱歌给胎儿听。父母的歌声对胎儿是一种良好的刺激，能促使胎儿大脑的发育，也是父母与胎儿建立最初感情的最佳通道。

◎ 做抚摸胎教时要注意哪些方面?

适当的抚摸可以让胎儿感受到抚触带来的刺激，促进他们的感觉系统、神经系统，以及大脑的发育完善;同时还可以帮助孕妇放松情绪，加深亲子关系。

孕妇先排空小便，仰卧在床上，全身放松，双手轻放在胎儿头上，也可将上身垫高，采取半仰卧姿势，不论采取什么姿势，自己一定要感到很舒适。孕妇可先轻轻呼唤胎儿的名字，并将双手手指放在腹部，从上到下、从左到右轻轻触摸胎儿，也可用一只手指轻按一下腹部再抬起，胎儿能马上做出反应。胎儿的反应速度有快有慢。在抚摸胎儿时，随时要注意胎儿的反应，如果胎儿对抚摸刺激不高兴，就可能用力挣扎或者蹬腿，这时应马上停止抚摸。若胎儿受到抚摸后，过一会儿就轻轻蠕动作出反应，这种情况可以继续抚摸，持续几分钟再停止。

做抚摸胎教时要注意：①抚摸时间不宜过长，每天2~3次，每次5分钟左右；②动作要轻柔，轻轻触摸、拍拍即可，不能太用力；③不要用手在肚皮上转圈，以免胎宝宝跟着转动，引起脐带绕颈发生危险。此外，在胎动频繁的时候做抚摸胎教也容易造成脐带绕颈，要避免在胎动频繁的时候做抚摸胎教；④刚开始做抚摸胎教时，胎宝宝的反应如果很大，说明胎儿还没有习惯，要马上停止，下次再给予适当的刺激，让胎宝宝有个适应的过程；⑤在怀孕后期，子宫会出现不规律的宫缩，宫缩的时候腹部会变硬。孕妇如果触摸到肚皮发硬了，就不要再做抚摸胎教了，应等到肚皮变软了再做；⑥有习惯性流产、早产、早期宫缩和产前出血的孕妇不宜进行抚摸胎教。

◎ 语言胎教怎么做？

胎儿从4个月的时候开始就对声音有了感觉能力，这个时候语言胎教就可以开始了。

早期可配合抚摸胎教一起进行，孕妇一边轻轻抚摸腹部，一边温柔地说一些充满爱意的话。也可与音乐胎教交替进行，有时说话，有时唱歌，有时播放音乐，配合抚摸胎教一同进行。

胎儿满6个月时，孕妇可以对胎儿开始系统性的语言胎教，即进行"胎儿对话"，比如聊聊今天遇到的有趣的事情，或者读一本书，让胎儿熟悉周围的环境。这个时候，丈夫也要适度加入，和胎儿进行交流，可以晚上和胎儿聊一聊，说说自己在做什么，不过要注意时间，不要无时无刻和胎儿说话，影响胎儿休息。

◎ 什么是美学胎教?

美学胎教是指通过孕妇的身心对美的感受、对艺术作品的欣赏,将美的体验通过母体传输给胎儿,这样不仅可以对胎儿大脑细胞和神经系统的发育产生积极影响,同时,也能陶冶孕妇的情感,促进孕妇及胎儿的心理健康。

将孕妇感受到的"美",通过语言、美好的视觉印象传递给胎儿,这对胎儿来说是非常好的体验,如看书、读诗、旅游或欣赏美术作品等。丈夫也可以陪着妻子一起去看美术展览,品味艺术的醇美,步入艺术的境界,产生美的感受和遐想。通过对这些美术作品的欣赏,在潜移默化中让胎儿受到熏陶。

◎ 自然胎教有用吗?

自然胎教主要是为了刺激胎儿的听觉、视觉等感官刺激。孕妇多去户外走走,看看美丽的自然风景,听听水流、鸟叫等大自然的声音,促进胎儿的感官发育。同时,新鲜、充足的氧气还可以促进胎儿的脑部发育。

对于孕妇来说,在户外行走,可以进行适当的锻炼,可以对胎儿描述看到的景色,和胎儿对话。

◎ 丈夫如何参与做胎教?

妻子怀孕后,丈夫要尽快适应角色的转换。整个孕期丈夫都要关注妻子的情绪,做妻子的情绪调节师,要关心、鼓励、赞美妻子,让妻子时刻感受到幸福和快乐。丈夫要关注妻子的身体变化,关心妻子的衣食住行,多带妻子去户外散步,感受大自然的声音。丈夫要亲自参与多种形式的胎教,养成和胎儿聊天的习惯,可以每天给胎儿读故事、唱歌等,也可以通过抚摸和游戏来增加与胎儿的互动。

❋ 第十八课　如何进行产前检查?

怀孕后,很多孕妇都会对胎儿和自身健康存在疑惑。怎样才能及时发现胎儿异常?如何评估孕妇及胎儿的安危?如何防治孕妇出现妊娠期的合并症及并发症?孕产保健专家告诉你,孕妇一定要到正规的医疗机构进行规范的产前检查，才能尽可能地规避妊娠风险。

◎ 如何计算预产期?

如果孕妇平时月经规律，我们可以采用末次月经（LMP）的第一日算起，月份减3或加9，日数加7。例如：张女士，末次月经是2022年3月5日，月份加9就是12，日数加7就是12，预产期就是2022年12月12日。李女士，末次月经是2022年7月8日，月份减3就是4，日数加7就是15，预产期就是2023年4月15日。

有条件的应根据妊娠早期B超的报告来核对预产期。若根据末次月经推算的孕周与妊娠早期B超推算的孕周间隔超过5日，应根据妊娠早期超声结果校正预产期。

◎ 孕6～13^{+6}周需要做哪些检查?

检查可分为必查项目和备查项目。第一次产检是全面评估孕妇的身体状况，如果有心脏病、高血压、糖尿病、贫血、乙肝、艾滋、梅毒等传染病，则抽血项目较多。检查时孕妇不用紧张，也不用担心，但是要记住空腹抽血。

必查项目有：①血常规；②尿常规；③血型（ABO和Rh血型）；④肝肾功能、空腹血糖水平；⑤乙型肝炎表面抗原（HBsAg）筛查、人类免疫缺陷病毒（HIV）筛查、梅毒血清抗体筛查；⑥地中海贫血筛查（广东、广西、海南、湖南、湖北、四川、重庆等地区）；⑦早孕超声检查，一般在孕早期（孕6～8周）。

备查项目有：①丙型肝炎（HCV）筛查；②抗D滴度检测（Rh血型阴性者）；③口服葡萄糖耐量（OGTT）试验（高危孕妇）；④甲状腺功能检测；⑤血清铁蛋白（血红蛋白＜110克/升）；⑥结核菌素（PPD）试验（高危孕妇）；⑦子宫颈细胞学检查（孕前12个月未检查者）；⑧子宫颈分泌物检测淋球菌和沙眼衣原体（高危孕妇或有症状者）；⑨细菌性阴道病（BV）的检测（有症状或早产史者）；⑩胎儿染色体非整倍体异常的孕早期（孕10～13^{+6}周）母体血清学筛查；⑪超声检查：测量胎儿颈部透明层（NT）的厚度（孕11～13^{+6}周）、核定孕周、确定绒毛膜性质（双胎妊娠）、绒毛穿刺取样术（孕10～13^{+6}周，主要针对高危孕妇）；⑫心电图检查。

◎孕 14～19^{+6} 周需要做哪些检查?

胎儿染色体异常可能导致胎儿畸形、胎死宫内等。孕期可通过一些方法进行筛查。方案有:

1. 无创产前基因检测(NIPT)。这种检查相对简单安全,孕妇只需要抽血即可,常规检查 3 种常见胎儿染色体非整倍体异常,即21-三体、18-三体、13-三体综合征。适宜孕周为 12～22^{+6} 周。

2. 胎儿染色体非整倍体异常的中孕期母体血清学筛查。孕妇只需要抽血即可。适宜孕周为 15～20 周,最佳检测孕周为 16～18 周。

3. 羊膜腔穿刺术检查胎儿染色体核型。这项检查为侵入性操作,存在一定的手术风险。针对曾经分娩过染色体异常或胎儿畸形的高危人群,适宜孕周为 16～22 周。

◎孕 20～24 周需要做哪些检查?

孕 20～24 周是筛查胎儿的严重畸形的关键时间。孕期的排畸 B 超非常重要,可以帮助孕妇排查出胎儿的大结构畸形或合并染色体异常的一些特殊指标。另外,也需要进行血常规、尿常规的检查。

对于有晚期流产、早产病史或早产风险(多胎妊娠、宫颈 LEEP 或锥切手术等)的孕妇,可以在这个时期选择经阴道超声测量子宫颈长度,进行早产的预测。如果宫颈长度小于 2.5 厘米,要及时就医。

◎孕 25～28 周需要做哪些检查?

女性怀孕后会对胰岛素的敏感性下降,且胎盘会产生很多抵抗胰岛素的激素,因此,许多孕妇在怀孕前并没有糖尿病,怀孕后却出现妊娠期糖尿病(GDM)。每位孕妇都要进行糖耐量(OGTT)检查。检查前 3 天保持正常饮食,检查前一天晚上正常饮食,保持空腹 8～10 小时,第二天早上空腹,9 点之前到达医院即可。

孕妇要进行妊娠期糖尿病(GDM)筛查。直接进行 75 克口服葡萄糖耐量(OGTT)试验,正常血糖上限为:空腹、服糖后 1 小时、服糖后 2 小时分别为 5.1 毫摩尔/升、10.0 毫摩尔/升、8.5 毫摩尔/升;孕妇具有妊娠期糖尿病高危因素或者医疗资源缺乏的地区,建议妊娠 24～28 周首先检测空腹血糖(FPG)。

另外,孕妇还需要进行血常规、尿常规的检查。

对于存在母儿 RH 血型不合风险的孕妇,需要进行抗 D 滴度检测

（孕妇血型为 Rh 血型阴性者，其丈夫血型为 Rh 血型阳性者），如果抗 D 增高，要动态检查胎儿羊水量、胎盘厚度、胎儿大脑中动脉血流速度，评估胎儿是否出现宫内贫血；有早产征象的孕妇可以取子宫颈分泌物检测胎儿纤连蛋白（fFN）水平，预测早产风险（子宫颈长度为 20～30 毫米者），如胎儿纤连蛋白为阴性，近一周一般不会出现早产。

◎孕 29～32 周需要做哪些检查？

孕 29～32 周，孕妇需要重新检查血常规、尿常规；并且需要再次进行胎儿超声检查，评估胎儿生长发育情况、胎儿是否有结构畸形，检查羊水量、胎位、胎盘位置等。

◎孕 33～36 周需要做哪些检查？

孕妇需要复查尿常规，结合血压情况判断是否出现妊娠期高血压情况，同时需要行胎心监护了解胎儿是否有宫内缺氧情况。

孕 35～37 周进行 B 族链球菌（GBS）筛查：具有高危因素的孕妇如合并糖尿病、前次妊娠出生的新生儿有 B 族链球菌感染等。

长江中下游是妊娠期肝内胆汁淤积症（ICP）的高发地区，ICP 可引起孕妇的皮肤瘙痒、黄疸、胎儿窘迫、不可预料的胎死宫内，危害很大。因此，孕 32～34 周，孕妇要做肝功能、血清胆汁酸检测。

孕晚期，随着子宫的增大，孕妇心肺负荷增加，孕妇还要进行心电图的检查。

◎孕 37～41 周需要做哪些检查？

此时胎儿已足月，每次产检都要进行胎心监护的检查。

孕 37 周左右要进行超声检查，评估胎儿大小、羊水量、胎盘成熟度、胎位。

医师也会为您进行子宫颈检查，了解宫颈的成熟和骨盆情况，初步评估分娩方式。

✱ 第十九课　产前检查项目安全吗？

是不是怀孕后做的检查次数越多越好？超声检测做多了对胎儿有

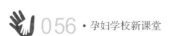

影响吗？孕期有哪些特殊检查可以排除胎儿异常？近些年来，大家都在做无创DNA筛查，这是一个什么检查？能检出胎儿什么问题？为什么有的孕妇需要做羊水穿刺？如果做了无创DNA筛查没有问题，还需要做羊水穿刺产前诊断吗？每当要抽血检查时，有些孕妇就会有顾虑：抽血次数或者量太多会不会对身体有影响？我本来就有贫血的情况，抽血会不会影响胎儿的发育？孕产保健专家来为你解答这些疑惑。

◎ 产前检查次数越多越安全吗？

整个孕期分为三个阶段，即孕早期、孕中期以及孕晚期。在整个妊娠周期中，孕妇需要经历一系列的检查，包括血液生化检查以及胎儿系统超声、胎心监测等。有些孕妇认为检查次数越多意味着胎儿越安全，更容易发现胎儿异常。但是事实上并非如此，并不是检查次数越多越好。

世界卫生组织推荐针对无并发症的孕妇，整个孕期产前检查次数为8次，分别是妊娠<12周、20周、26周、30周、34周、36周、38周和40周。根据《孕前和孕期保健指南（2018年）》，目前我国推荐的产前检查孕周分别是妊娠$6\sim13^{+6}$周、$14\sim19^{+6}$周、$20\sim24$周、$25\sim28$周、$29\sim32$周、$33\sim36$周、$37\sim41$周（每周一次）。

如果检查过程中发现胎儿存在异常情况时，应适当增加产检的频次，通过动态观察来监测胎儿在宫内发育的情况，以便及时发现一些紧急情况，如胎儿急性宫内窘迫、胎儿缺氧等，在监测胎儿变化的同时，需要监测孕妇自身疾病的变化。

◎ 为什么要抽血做艾滋病、乙肝、梅毒检查？

这三类疾病都属于传染性疾病，可通过血液、体液传播，孕期还可能发生母婴传播。感染艾滋病、乙肝、梅毒有一些共同特点：①它们通常在感染的初期阶段没有明显的临床表现，常规的体格检查不容易发现，多数感染者是通过血清学检查发现的；②艾滋病、乙肝、梅毒的感染都可能给孕妇带来很严重的危害，尤其是这几个疾病都可以通过母婴传播的途径传染给胎儿，胎儿在孕妇的子宫里就有可能受到病毒或者梅毒螺旋体的威胁；③这三类疾病只要在孕期进行规范的治疗，胎儿出生后采取适当的干预措施，可以最大限度地避免胎儿感染。

为了尽可能地发现潜在的感染，给胎儿提供尽早的安全保障，避免胎儿一出生就感染疾病，我国开展了预防艾滋病、乙肝、梅毒母婴传播的项目，其中包括所有有产科的机构都要为孕妇提供一次孕期的免费艾滋病、乙肝、梅毒检测，每位孕妇也有责任做好检测，清楚自己的感染状态，最大限度地避免或降低艾滋病、梅毒、乙肝母婴传播对胎儿造成感染。

◎ 为什么要抽血做地中海贫血检查?

地中海贫血简称地贫，是一种常染色体隐性遗传病。轻型地贫患者或静止型地贫携带者往往轻微贫血或无明显临床症状，智力、寿命和生长发育都不会受到影响，无需治疗，但可将异常基因遗传给下一代，影响后代的健康。孕期抽血做地中海贫血筛查，是为了检查是否是潜在的轻型或者静止型地贫携带者。

如果夫妇双方为同种类型的地贫携带者（除双方均为静止型地贫），每次怀孕，后代有 25% 的可能会同时遗传到父母的异常突变，成为中重型地贫患儿，这种情况还需要抽取胎儿的样本检查，如果查出来胎儿是重型地贫，建议终止妊娠。

◎ 产检抽血较多对身体有影响吗?

产检抽血对身体没有影响。正常人血液总量占体重的 7%～8%，一个体重 60 千克的人的血液量有 4200～4800 毫升。一次产检，单次采集静脉血管内的量为 2～5 毫升，即使是采集 5 管静脉血，总量是 10～25 毫升，相比于我们人体总血液含量来说，几乎微乎其微。即便是非妊娠期，义务献血，一次采集 300～400 毫升静脉血对人体也不会造成太大的影响，因为正常血液可以通过造血系统不断补充。相较于献血的总量，孕期采血的量可谓极少，因此，孕妇完全不用为孕期抽血次数较多而担心身体。

◎ 孕妇可以接受 X 线检查吗?

高剂量的离子射线如 X 线会对胎儿造成很多严重的损害，如流产、胎儿生长障碍、小脑畸形、智力发育障碍等风险。但是，无论是对于成人还是胎儿，接受到的辐射剂量必须达到一定程度才会有损害。对于胎儿来说，只有射线剂量超过 5 拉德（rad）才会有损伤。单次 X

线检查的受照射剂量远远小于 5 拉德，达不到造成胚胎或胎儿伤害的剂量，另外，X 光的辐射累加到一定的量才可能致畸。

产检时，医生尽量减少不必要的 X 线检查，是为了尽量减少致畸的可能性，但不代表怀孕期间绝对不能做 X 线检查。某些特殊情况下，如果孕妇必须进行腹部和盆腔的 X 线或 CT 检查，应和医生进行沟通，权衡利弊。

另外，即便没有接受 X 射线，胎儿也会发生一定概率的畸形。

◎ 什么是产前筛查与产前诊断？

产前筛查是通过可行的方法，对一般低风险孕妇进行一系列的检查，发现子代具有遗传性疾病高风险的可疑人群。产前筛查不是确诊试验，筛查阳性结果意味着患病的风险增高，并非诊断疾病，同样，对于筛查低风险，也不代表胎儿不会罹患疾病。目前广泛应用的产前筛查疾病有非整倍体染色体异常、神经管畸形和胎儿结构畸形。胎儿非整倍体染色体异常筛查包括血清生化筛查、超声遗传学标志物筛查以及无创产前检测。神经管畸形筛查包括血清学甲胎蛋白检测（AFP）以及超声筛查。

产前诊断又称为宫内诊断，或出生前诊断，是在胎儿未出生前通过影像学、生物化学、细胞遗传学以及分子遗传学等技术，了解胎儿宫内发育状况，对胎儿结构畸形以及是否存在先天性和遗传性疾病做出诊断。产前诊断包括胎儿结构畸形的诊断，可通过超声、X 线、胎儿镜以及核磁共振成像（MRI）发现胎儿异常。通过有创伤性的胎儿细胞取材，如绒毛穿刺、羊水穿刺、脐带血穿刺，产前诊断可以对胎儿遗传性疾病以及代谢缺陷病进行诊断。

◎ 孕期要做几次唐氏筛查？

唐氏筛查是指通过生物化学方法，检测母体血清中多种生化筛查指标的浓度，并结合孕妇的年龄、体重、孕周等，预测胎儿罹患 21-三体、13-三体、18-三体、神经管缺陷的风险。

孕期需要做 2 次唐氏筛查，分别为孕早期孕周 9~13^{+6} 周和孕中期 15~20^{+6} 周。中期筛查除提示 18-三体、21-三体风险外，还会根据血浆甲胎蛋白指标值，估算胎儿神经管缺陷风险。

这里需要注意的是筛查并非产前诊断，筛查高风险也不意味着胎儿一定患有染色体异常或神经管缺陷。

◎ 唐氏筛查与无创 DNA 检测，哪个更好？

唐氏筛查受很多因素影响，如孕龄、孕妇体重、种族、糖尿病、死胎、多胎等，因此，检测的准确性及特异性相对来说较低，有比较高的假阳性率。

无创 DNA 筛查通过对孕妇外周血游离 DNA 进行测序分析，相对来说，可以更为准确地评估胎儿染色体疾病甚至是单基因疾病的风险。但是无创 DNA 采集的是外周血中胎盘来源的游离 DNA，存在少量胎盘与胎儿遗传物质不一致的情况，我们称为胎盘限制性嵌合，这种情况的存在可能导致无创 DNA 筛查的假阳性或假阴性。而且无创 DNA 筛查无法对胎儿神经管缺陷进行孕期筛查，这也是无创无法完全替代中期唐筛的一个重要原因。

无论是唐氏筛查还是无创 DNA 检测，都只是产前筛查，若结果为高风险，不代表胎儿一定是患有遗传性疾病，需要进一步产前诊断才可明确。

◎ 羊水穿刺会导致流产吗？

羊水穿刺是产前诊断胎儿遗传性疾病最常见的一种方式，属于介入性产前诊断，是指在妊娠中晚期用穿刺针，穿透皮肤、皮下组织、肌肉层以及子宫壁进入羊膜腔，抽取羊水进行临床检测，或向羊水中注入药物或生理盐水用于治疗的一种方式。

大多数孕妇一听说是要在肚皮上扎一针，自然而然会担心这个穿刺会不会戳到肚子里面的宝宝？是不是会有风险？会不会引起流产、出血？其实这些担心都是不必要的，因为医师会在超声引导下进行羊水穿刺操作，选取适合的位置，避免穿刺过程中触碰到胎儿。

当然，既然是介入性产前诊断，就存在操作的风险，比如出血、感染、流产，最严重的是羊水栓塞，手术风险为 5‰~1%。从严格意义上来说，因为羊水穿刺引起流产的风险是极低的，胎儿流产的概率不会超过 3‰，临床操作后发生的流产大部分还是因为胎儿自身有染色体异常或者结构畸形，对外界操作（刺激）更为敏感，从而诱发流产。

◎ 哪些情况需要做羊水穿刺？

需要做羊水穿刺的情况有：①有家族遗传病或染色体异常病史的；②35 岁以上的孕妇（现在很多孕妇选择无创 DNA 来筛查唐氏综合征，其准确性仍不能替代羊水穿刺）；③35 岁以下的孕妇，在例行产检时提示唐氏高风险或发现有其他问题；④胎儿超声结构畸形，提示遗传综合征风险增高者；⑤遗传代谢性疾病如甲基丙二酸血症，抽取羊水细胞行气相色谱分析。

通常来说，羊水穿刺产前诊断适宜的时间是孕 16～22 周，这个时间段胎儿大小合适，羊水量充足。

部分高危妊娠的孕妇也可以通过羊水穿刺做羊水细胞的生化检查，评估胎肺成熟度，以及羊水肌酐和葡萄糖浓度，评估胎儿肾脏成熟度，进而帮助选择分娩时间。

◎ 脐带血穿刺会伤到胎儿吗？

脐带血穿刺同羊水穿刺一样，都是介入性诊断的方法，是采用穿刺针穿过子宫壁、刺破羊膜囊和脐带包膜，抽吸出脐带血液进行化验检查。但是相较于羊水穿刺，脐带血穿刺风险稍高，可达 1%～2%。

与羊水穿刺操作过程一致，医生也会在超声定位下进行实时操作，由于穿刺针需要进入脐静脉才可以采集到胎儿血液样本，所以在操作的过程中可能引起胎心的波动，如刺激胎儿迷走神经，可能引起胎儿一过性胎心减慢。脐带血中有时含有动脉血，穿刺后可能引起局部出血或血肿。此外，操作过程中也可能损伤胎儿周围器官，甚至造成胎儿流产。

◎ 哪些情况需要做脐带血穿刺？

除了与羊水穿刺类似的产前诊断指征外，如果怀疑胎儿有贫血、溶血、风疹病毒感染，都可以进行脐带血穿刺，从而明确诊断，同时，脐带血穿刺比羊水穿刺在宫内输血治疗方面更有优势。

❋ 第二十课　如何早发现、早治疗相关疾病？

孕妇去医院产检时，护士会在产检本上贴上各种颜色的小"爱心",这些代表什么呢?乙肝的孕妇就会疑惑是否需要注射免疫球蛋白和抗病毒治疗?除了按时产检,孕期出现哪些情况需要立即去医院呢?下面我们一一为大家答疑解惑。

◎ 产检时医生对孕妇评估时常说的"五色"是什么?

按照《孕产妇妊娠风险评估与管理工作规范》,首诊的医疗机构对于首次就诊建档的孕妇进行妊娠风险筛查与评估,按照风险程度分别用"绿色(低风险)、黄色(一般风险)、橙色(较高风险)、红色(高风险)、紫色(传染病)"5种颜色进行分级标识分类管理,护士会在产检本上贴上各种颜色的小"爱心"。

1. 绿色(低风险):孕妇基本情况良好,未发现妊娠合并症、并发症。此类孕妇属于正常孕妇,进行常规产检即可。

2. 黄色(一般风险):年龄≥35岁或≤18岁,有不良孕产史,肺功能正常、无需药物治疗的呼吸系统疾病,无需药物治疗的糖尿病、甲状腺疾病等。对于妊娠风险分级为"黄色"的孕产妇,建议其在二级以上助产机构接受孕产期保健和住院分娩,如有异常,应当尽快转诊到三级助产机构。

3. 橙色(较高风险):年龄≥40岁,心脏病变较严重,心功能Ⅰ~Ⅱ级,胸廓畸形伴轻度肺功能不全,哮喘伴肺功能不全,肾炎伴肾功能损害,需用胰岛素治疗的糖尿病,病情未稳定的甲状腺疾病,等等。对于此类孕产妇,建议其在县级及以上危重孕产妇救治中心接受孕产期保健服务,有条件的原则上应当在三级助产机构住院分娩。

4. 红色(高风险):心脏病变严重,心功能Ⅲ~Ⅳ级,肝硬化失代偿期,慢性肾脏疾病伴严重高血压、蛋白尿、肾功能不全,糖尿病并发严重肾病、心脏病、增生性视网膜病变或玻璃体出血,危及生命的恶性肿瘤,等等。对于此类孕妇,建议尽快到三级助产机构接受评估,以明确是否适宜继续妊娠。如适宜继续妊娠,建议在县级及以上危重孕产妇救治中心接受孕产期保健服务,原则上应当在三级助产机构住院分娩。

5. 紫色(传染病):所有妊娠合并传染性疾病如病毒性肝炎、梅毒、感染艾滋病病毒(HIV)及艾滋病、结核病、重症感染性肺炎、特殊病毒感染(如H1N7.寨卡等)。此类孕妇应当按照传染病防治相关要求进行管理,并落实预防艾滋病、梅毒和乙肝母婴传播综合干预措施。

◎ 有乙肝的孕妇在妊娠晚期需要注射免疫球蛋白吗?

有乙肝的孕妇在妊娠晚期不需要使用乙肝免疫球蛋白（HBIg）。

妊娠晚期使用乙肝免疫球蛋白（HBIg）不能减少母婴传播，因为母体内存在大量乙肝表面抗原（HBsAg），绝对浓度可高达 5~200 毫克/升。孕妇使用乙肝免疫球蛋白（HBIg），其中的乙型肝炎表面抗体（抗－HBs）进入母体后迅速与乙肝表面抗原（HBsAg）结合形成免疫复合物。因此，乙型肝炎表面抗体（抗－HBs）既不能进入胎儿，也不能降低母体的病毒水平，不能减少母婴传播。

◎ 有乙肝的孕妇在妊娠晚期需要抗病毒治疗吗?

母婴传播的主要危险因素是孕妇高病毒水平，即乙肝病毒的脱氧核糖核酸（乙肝病毒基因 HBV－DNA）水平≥$2×10^5$ 国际单位/毫升或乙型肝炎 E 抗原（HBeAg）阳性。

对乙肝病毒的脱氧核糖核酸水平≥$2×10^5$ 国际单位/毫升或乙型肝炎 E 抗原阳性孕妇，妊娠晚期（28 周）开始服用替诺福韦酯抗病毒治疗，使孕妇分娩时病毒水平降低，同时，新生儿出生后进行正规免疫接种预防，可完全阻断乙型肝炎病毒（HBV）母婴传播。

◎ 孕期出现哪些情况要马上去医院?

1. 孕 18~20 周以后，一般都能感受到胎动，胎动反映胎儿的健康。孕妇要细心地关注胎动情况，尤其是怀孕 7~8 个月的时候。如果胎动突然增加或减少，就可能是胎儿发出的求救信号，需要尽早就医检查。

2. 孕期出现剧烈的腹痛不是正常现象，有可能是胎盘早剥、子宫破裂等。孕妇若感觉到剧烈腹痛，千万不要硬撑着，应及时到医院检查，并了解胎儿的健康情况。

3. 羊水是胎儿赖以生存的环境，羊水出现问题直接威胁到胎儿的生命安全，孕期若出现羊水流出或阴道分泌物明显增加，要及时就医。

4. 像宫颈疾病、先兆流产、胎盘前置等情况都可能出现阴道流血，如果出现阴道流血，一定要及时就医。

5. 如果出现突然头痛、头晕、胸闷、心慌等也要及时就医。到了孕晚期出现妊娠期高血压疾病的情况是比较多的，有可能会出现抽搐昏迷等情况，威胁到孕妇和胎儿的安全。因此，如果孕晚期出现突然头痛情况，要尽快就医检查。

6. 如出现发热（体温超过 37.3℃）、咳嗽、气促、心悸、呕吐、腹泻、头痛、头晕、眼花及严重浮肿等情况，均需立即就诊。

第二十一课　孕期如何合理控制血糖？

很多孕妇会问：自己孕前没有糖尿病，又不爱吃甜食，父母也没有糖尿病，孕期会有血糖升高吗？我们来了解一下孕期血糖有关问题。

◎ 孕期血糖高是吃多了甜食吗？

孕期血糖高并非是吃多了甜食。妊娠中晚期，孕妇体内拮抗胰岛素样物质增多，为了维持正常糖代谢水平，导致胰岛素的需求量增加，胰岛素分泌受限的孕妇不能代偿这样的生理变化，便出现血糖升高。

◎ 什么是妊娠期糖尿病？

除了孕前或者孕早期已经诊断了糖尿病的孕妇叫做孕前糖尿病外，孕期才出现的糖尿病，就是妊娠期糖尿病。正常空腹血糖<5.1毫摩尔/升，服糖后1小时血糖<10.0毫摩尔/升，服糖后2小时血糖<8.5毫摩尔/升，其中任何一项血糖值达到或超过上述标准，即诊断为妊娠期糖尿病。

◎ 妊娠期糖尿病如何饮食？

一旦诊断了妊娠期糖尿病，建议进行医学营养治疗和运动管理。医学营养治疗是医生根据孕妇孕前体重指数、孕期体重增长等数据计算出孕妇孕期需要的每日总热量，并指导孕妇在餐次配比、营养素配比方面如何进行分配和自我管理。总的饮食原则是平衡膳食、合理营养、少食多餐、定时定量、粗细搭配、荤素搭配。

1. 合理饮食。吃大量精白主食容易造成血糖过高，建议把主食的一半替换为全谷杂豆，如燕麦片、面粉、红小豆、馒头等，也可以用紫薯、山药等代替少部分主食，既能增加维生素供应，又能增加饱腹感。为了避免空腹时加速饥饿状态，尽可能使血糖水平保持相对稳定，可改变进食顺序。先吃菜再吃饭，能让餐后血糖峰值大幅度降低。分三大餐、三小餐，晚上临睡前必须进食一次，这样就可以把每餐碳水化合物的负荷减低到最低限度，避免一次性进食大量食物使血糖快速上升。

2. 多吃蔬菜，适量食用水果。中国孕期妇女平衡膳食宝塔中建议孕妇每天摄入蔬菜300~500克，对于妊娠期糖尿病的孕妇来说，建议每天至少摄入500克（生重）蔬菜来满足营养所需，并且要注意多吃深色蔬菜来补充维生素和微量元素。孕妇可以少量食用升血糖较慢的水果，比如苹果、樱桃、蓝莓、草莓等，但要控制总能量摄入不超标，每天吃200~350克水果为好。

3. 补充蛋白质、碳水化合物、微量元素、维生素。妊娠期间建议每日至少增加100~300千卡热量。孕期每天进食富含维生素C的食物可以促进胰岛素分泌，在降低血糖的同时降低胆固醇和甘油三酯。硒能促进体内葡萄糖运转，防止胰岛B细胞被氧化破坏。虾、鱼、鸡蛋是硒很好的来源。

◎ 妊娠期糖尿病如何运动？

餐后先适当休息，然后进行30分钟中等强度的运动，运动类型为有氧运动，如散步、孕妇瑜伽、健身操等。当然，若孕妇此次妊娠有特殊情况，建议先向产科医生咨询是否可以运动。

◎ 哪些情况需要药物治疗？

大多数妊娠期糖尿病的孕妇经过规范的饮食和运动管理，能将血糖控制在理想范围。若个别孕妇经过一周左右规范的饮食和运动管理，仍不能将血糖控制在理想范围，就需要进行药物治疗，首选胰岛素治疗。一些需要使用胰岛素的孕妇担心用了胰岛素后停不下来，其实不必担心，因为胰岛素是一种蛋白质激素，使用胰岛素治疗的目的是降低血糖，分娩后若血糖恢复正常，便可停用胰岛素。

✳ 第二十二课 孕期血压高怎么办？

孕期检查孕妇发现血压高了就非常紧张，虽然妊娠期高血压疾病影响母婴健康，但是及时监测和治疗，可以减少疾病的危害。

◎ 什么是妊娠期高血压疾病？

妊娠期高血压疾病指怀孕与血压升高并存的一组疾病，简称妊高症。按发病基础、脏器损害程度，可将妊娠期高血压疾病分为五类，即妊娠期高血压、子痫前期、子痫、慢性高血压并发子痫前期、妊娠合并慢性高血压。血压高指同一手臂至少2次测量，收缩压≥140毫米汞柱和（或）舒张压≥90毫米汞柱。对首次发现血压高时，应间隔4小时或以上复测血压。如果孕妇第一次量的血压高，不要太紧张，但一定要加强监测。

少数孕妇自测血压不高，但到诊室测量血压高，也有孕妇在家里自测血压高，但到诊室测量血压不高。对于这些特殊情况，建议给予24小时动态血压监测，明确诊断。

◎ 什么是子痫前期？

子痫前期是指妊娠20周后出现收缩压≥140毫米汞柱和（或）舒张压≥90毫米汞柱，同时伴有尿蛋白≥0.3克/24小时，或随机蛋白阳性，或虽然没有蛋白尿，但出现血小板减少、肝肾功能损害、肺水肿、中枢神经系统异常或视觉障碍。

这是一种动态疾病，病情可继续进展，发展为重度子痫前期，但不论什么程度的子痫前期都可能导致严重不良预后，威胁母婴健康。孕妇在做好自我血压检测的同时，要注意有没有头痛、头晕、眼花、上腹痛等不适，同时，要遵医嘱定期抽血复查血小板、肝肾功能和尿蛋白的情况，必要时住院治疗。

◎ 什么是子痫？

子痫是妊高症最严重的阶段，表现为抽搐、面部充血、口吐白沫、深度昏迷，随之深部肌肉僵硬，很快发展成典型的全身性强直-阵挛性惊厥、有节律的肌肉收缩和紧张，持续1～1.5分钟，其间无呼吸动作，此后抽搐停止，呼吸恢复，但仍昏迷，最后意识恢复，但易激惹、烦躁。子痫进展迅速，是孕妇和胎儿死亡的主要原因，必须积极预防子痫的发生。

随着医疗水平的提高和保健意识的增强，子痫的发生较少，但临床上仍有发生，孕妇需要注意：①对于重度子痫前期一定要定期门诊复诊，必要时遵医嘱住院治疗；②自测血压，当收缩压≥160毫米汞柱和（或）舒张压≥110 毫米汞柱时，要积极降血压并及时就诊；③如果孕期出现头痛、头晕、眼花等前驱症状，要及时就诊。

◎ 什么是 HELLP 综合征？

HELLP 综合征是一种妊娠期罕见而严重的多系统疾病，是重度子痫前期的一种严重并发症，以溶血、肝酶升高、血小板减少为特点。其发生率占所有妊娠人群的 0.1%～0.8%。HELLP 综合征通常发生在妊娠中期（70%）或产后数日（30%）。

HELLP 综合征表现包括全身不适、右上腹或者上腹部疼痛、恶心、呕吐等症状，少数可有轻度黄疸，体重骤增、水肿。凝血功能障碍严重者可出现血尿、消化道出血。

◎ 孕妇怎样正确测量血压？

1. 测量血压时保持安静状态。如有剧烈运动、饱餐、情绪激动、过度疲劳等情况，建议静息 30 分钟后再测量血压，否则测的血压无法有效反映真实的血压值。

2. 血压计要定期进行校正，测血压时注意四定，即定时间、定部位、定体位、定血压计。

3. 测量过程中注意测量方法规范性，尽量选用上臂式的袖带式血压计。使用过程中触摸肱动脉跳动情况，驱尽袖带内空气，将袖带绑在肱动脉位置（袖带缘距肘窝 2～3 厘米），同时注意松紧适中（能放入 1 指为宜），血压计、袖带与心脏在一个水平面上，同时在安静状态下启动电子血压计按钮。注意观察数值变化情况，高值代表收缩压，低值代表舒张压。

4. 如果需要重复测量，先驱尽袖带内空气，稍等片刻（约 2 分钟）后再测量。

◎ 家庭怎样选择血压计？

腕式血压计是通过电子设备作用于手腕桡动脉，通过感知动脉搏动强度测定桡动脉血压。腕式血压计小巧，携带使用方便，但所测血压数值往往偏低，不太准确。

臂式血压计与医院常用的水银血压计，都是测定上臂肱动脉血压，使用的时候相对来说麻烦一点，特别是冬天，需要脱去外套，把衣服袖子捋上去，以免衣服袖子压迫手臂血管。血压计的袖带位置与心脏保持在同一平面。臂式血压计测出的血压比较准确，建议居家血压监测选择臂式血压计。

◎ 患妊娠期高血压疾病的孕妇为什么要做眼底检查？

孕妇患妊娠期高血压疾病后，全身小动脉痉挛是最基本的病理变化，眼底视网膜小动脉变化是反映妊高症疾病严重程度的一项重要参考指标。眼底检查无创、方便，是一种安全的检查手段，对于评估病情、及时处理有重要意义。在孕期一旦发现血压升高，就应尽早检查眼底。

◎ 妊娠期什么情况下使用低剂量阿司匹林？

妊娠期使用低剂量阿司匹林抗凝治疗，主要针对有特定子痫前期高危因素者。产检时，医生根据个体差异，指导有适应证的孕妇使用。

◎ 血压控制越低越好吗？

孕期血压控制目标为：当孕妇未并发器官功能损伤，酌情将收缩压控制在130~155毫米汞柱，舒张压控制在80~105毫米汞柱；孕妇并发器官功能损伤，则收缩压应控制在130~139毫米汞柱，舒张压应控制在80~89毫米汞柱。

在服用降血压药期间，要注意下降平稳，不要波动过大，血压控制不要太低，太低会影响胎盘血供，影响胎儿宫内生长。如果居家测量血压和24小时动态血压，血压值均低于130/80毫米汞柱，需要咨询医生是否减量或停药，切不可擅自随意服药或停药。

◎ 妊娠期高血压疾病对孕产妇、胎儿有什么影响？

1. 对孕产妇的影响：可发生抽搐、昏迷、脑水肿、脑出血、心肾衰竭、肺水肿、肝细胞坏死、胎盘绒毛退行性变、出血和梗死、胎盘早期剥离，出现凝血功能障碍而导致弥散性血管内凝血（DIC）等。

2. 对胎儿的影响：胎盘灌流下降，使胎盘功能下降，可发生胎儿宫内生长受限，胎儿窘迫。

◎患妊娠期高血压疾病的孕妇居家监护有哪些注意事项?

1. 若发现高危因素及各种异常, 应及时寻求专业医生的指导, 定期孕期检查, 必要时进行预防性治疗; 孕妇外出时应有人陪同。

2. 保证休息和充足的睡眠, 每日休息不少于 10 小时, 以左侧卧位为宜, 避免长时间仰卧; 保持室内安静, 避免声光刺激。

3. 均衡营养、控制体重, 补充合理的营养素, 尤其是钙元素; 全身水肿的孕妇应限制食盐的摄入量。

4. 密切注意胎动情况, 如果出现胎动突然增多或减少, 或 2~3 小时未感胎动, 一定要及时就诊。

5. 孕期注意是否有头痛、头晕、眼花、恶心呕吐、水肿短时间加重、上腹部不适、腹痛、腹胀、流血、流水等不适症状, 出现症状及时就诊, 警惕出现子痫、HELLP 综合征、胎盘早剥、胎儿窘迫、胎死宫内等妊娠期高血压疾病的严重并发症。

6. 动态监测血压情况并做好记录, 每日早、晚 2 次, 收缩压≥140 毫米汞柱和 (或) 舒张压≥90 毫米汞柱时, 需重视并严密监测, 必要时复诊。任何时间、任何情况下, 当收缩压≥160 毫米汞柱和 (或) 舒张压≥110 毫米汞柱时, 应及时就诊。

✳ 第二十三课 孕妇有前置胎盘怎么办?

前置胎盘是妊娠晚期阴道流血最常见的原因, 也是妊娠严重并发症之一, 可能会出现大出血甚至危及孕妇、胎儿的生命。很多孕妇在刚发现自己合并前置胎盘时, 一度"谈虎色变", 认为需要切除子宫才能保证生命安全。其实前置胎盘并不可怕, 只需我们引起重视, 定期产检, 就能顺利度过整个孕期, 甚至自然分娩。

◎什么是前置胎盘和胎盘前置状态?

正常胎盘附着于子宫体部的后壁、前壁或侧壁。

前置胎盘是指妊娠 28 周后, 胎盘附着在子宫下段、下缘达到或覆盖子宫颈内口。前置胎盘包括完全性前置胎盘、部分性前置胎盘、边缘性前置胎盘和低置胎盘 4 种类型。

妊娠中期发现的胎盘前置，常因胎盘"移行"而发生位置变化，妊娠晚期可移行至正常，所以 28 周之前我们通常称为"胎盘前置状态"。

◎ 孕妇有前置胎盘可以顺产吗？

剖宫产术是前置胎盘终止妊娠的主要方式。

对于无阴道流血等症状、枕先露、无头盆不称的边缘性前置胎盘和低置胎盘者，估计在短时间内能结束分娩者，在有条件的医疗机构，在备足血源的前提下，可在严密监测下阴道试产，一旦发现阴道流血多，需立即转剖宫产。

◎ 孕妇有前置胎盘可以运动吗？

如果没有出现阴道流血的情况，可以适当进行轻微运动，如日常家务、散步等，不要剧烈运动，不要同房。

如出现了流血的情况，则建议立即就医，同时卧床休息保胎治疗，可在床上进行上肢有氧运动，以不诱发宫缩、不引起阴道流血增多为原则。

◎ 孕妇有前置胎盘时要注意什么？

1. 定期产检，复查 B 超，严格遵医嘱。

2. 如果出现阴道出血、腹痛的表现，需要及时就医。

3. 保证休息，适当减少活动，禁止性生活，避免剧烈运动。

4. 注意均衡膳食，多吃蔬菜、水果，保持大便通畅，避免增加腹压的活动，比如用力排便、提重物、久坐久站、剧烈咳嗽等。

5. 保持外阴的清洁，避免感染。

6. 补铁纠正贫血，多食含铁丰富的食物。

7. 长期卧床者应注意增加肢体的活动，在家属的协助下进行下肢按摩，预防肌肉萎缩，防止血栓的形成。

◎ 胎盘位置低可以长上去吗？

胎盘的位置在孕囊着床的那一刻就固定了，胎盘本身是不能移动的，但随着孕周的增加，子宫在不断增大，随着子宫的拉伸，胎盘位置也相应地"上移"。同此，妊娠中期的低置胎盘，在妊娠晚期可"移行"至正常位置。如果妊娠晚期检查仍为前置胎盘，则长上去的可能性比较小，需高度重视。

✳ 第二十四课　孕期下肢深静脉血栓是怎么回事?

众所周知，孕期下肢水肿是十分常见的症状，一般可以通过抬高患肢缓解症状，但如果下肢水肿合并疼痛、发热，就要当心下肢深静脉血栓。

◎ 什么是深静脉血栓栓塞症?

静脉血栓栓塞症是深静脉血栓形成和肺栓塞的统称。深静脉血栓是指血液在深静脉内不正常凝结引起的静脉回流障碍性疾病，常发生于下肢，少数见于肠系膜静脉、上肢静脉、颈静脉或颅内静脉系统。若血栓脱落阻滞于肺动脉，则会导致肺栓塞。

近年来，随着人们生活方式的改变和我国生育政策的调整，高龄孕产妇、肥胖和妊娠并发症或合并症的孕妇日趋增多，妊娠期及产褥期静脉血栓栓塞症的发病率明显增高，严重威胁孕产妇的生命安全。

◎ 孕妇经常"贵妃躺"好吗?

"贵妃躺"会造成孕妇孕期体重增加过多、血脂增高，增加血栓形成的风险。妊娠期及产褥期静脉血栓栓塞症的发生、发展与该时期特殊的生理和解剖学变化密切相关，这些变化会增加血栓栓塞的风险，包括雌激素、孕激素水平升高，凝血系统的改变，血小板功能活化，血液瘀滞，血管损伤，子宫增大压迫下腔静脉和盆腔静脉，妊娠期和产后活动能力下降等。以上改变使机体具备了静脉血栓栓塞症形成的"三要素"，即高凝状态、血流速度缓慢、血管壁受损，从而增加了静脉血栓栓塞性疾病发生和发展的风险。

如果没有先兆流产、先兆早产、阴道流血、胎盘早破、宫颈功能不全、严重的心肺疾病等，孕妇可以进行适当的活动，包括散步、做操、快走、游泳、瑜伽等活动。阴道分娩的产妇，产后 6~12 小时应该尽早下床进行轻微活动。剖宫产术后的产妇应在床上多翻身，术后

第二部分　孕期健康生活方式

071

尽早下床活动，杜绝"贵妃躺"。这样既可增加血液循环，促进子宫复旧，又可以防止血栓形成。如果病情不允许下地活动者，应勤翻身并按摩下肢，进行下肢气压泵治疗，促进静脉回流。产妇应该多饮水，多吃蔬菜、水果及清淡、低脂易消化的食物，既可保持大便通畅，又可预防血液黏稠，降低血栓发生的风险。

◎ 下肢深静脉血栓有什么危害？

1. 肺栓塞：下肢深静脉血栓脱落后随血液游走到肺，可造成肺栓塞，患者出现胸痛、咳嗽、咯血等临床症状，引起呼吸和循环功能障碍，严重可危及生命，这是下肢静脉血栓最严重的并发症。

2. 患肢肿胀：患肢组织张力高，呈非凹陷性水肿；皮色泛红，皮温较健侧高；肿胀严重时皮肤可出现水疱。

3. 下肢浅静脉曲张：下肢深静脉血栓发生后，血液因静脉阻塞而不能回流，肢体静脉系统严重淤血，可代偿性地出现下肢浅静脉扩张或曲张。

4. 其他：出现局部皮肤色素沉着和慢性淤血性溃疡，等等。

◎ 孕期如何预防下肢深静脉血栓？

以下几种物理方法可作为静脉血栓栓塞症的预防措施和辅助治疗手段。

1. 足背屈：家属为孕妇按摩下肢肌肉并给予踝关节被动运动，方法为从足部到大腿由远到近被动按摩，建议每次双腿按摩 30 分钟左右，每天可进行 6~8 次。孕妇主动踝泵运动，方法为勾脚尖，小腿肌肉绷紧，坚持 10 秒；绷脚尖，小腿肌肉绷紧，坚持 10 秒，踝关节正反方向各旋转 3 次，此为一组动作，建议每次运动 10~30 组，每天运动 6~8 次。

2. 防血栓梯度加压弹力袜：适用于产前或产褥期可以自由活动的孕产妇，或接受药物抗凝的同时，穿戴梯度加压弹力袜。

3. 间歇充气加压装置或足底静脉泵：适用于长时间卧床的孕产妇和有静脉血栓栓塞症高危因素尤其是剖宫产术的产妇，建议至少使用至产后第 2 天，对于不适宜穿梯度加压弹力袜的产妇可以考虑整夜使用。但若合并严重外周动脉疾病或溃疡、近期皮肤移植、外周动脉旁路移植术、充血性心力衰竭引起的重度腿部水肿或肺水肿、对已知材料或产品过敏、严重腿部局部疾病（如坏疽、皮炎、未治疗的感染切口、脆弱的"纸样"皮肤）等情况时，不适宜采用上述物理方法。

4. 妊娠期及产褥期有静脉血栓栓塞症高危因素的孕产妇，在医生的指导下合理应用抗凝药物，可有效预防血栓栓塞性疾病的发生。

❉ 第二十五课 如何预防宝宝早产？

早产是妊娠不足 37 周分娩。早产是围产期最常见的并发症之一。世界卫生组织报道，全球每年约有 1500 万例早产，我国的早产发生率约为 7%。早产儿可能出现呼吸窘迫综合征、颅内出血、坏死性小肠炎、新生儿视网膜病变等并发症，救治费用高，有很多近远期并发症。因此，预防早产很重要。

◎ 哪些情况容易出现早产？

1. 孕妇如果有晚期流产及（或）早产史，则早产的再发风险是普通孕妇的 2 倍，若前次早产孕周越小，则再次早产风险越高，整个孕期都要加强监测。

2. 有的孕妇曾经有子宫颈手术史，如宫颈锥切术、环形电极切除术（LEEP），治疗后发生早产的风险增加。

3. 孕妇年龄过小或过大都易发生早产，如孕妇≤17 岁或>35 岁易发生早产。

4. 妊娠间隔过短的孕妇易发生早产，两次妊娠间隔控制在 18～23 个月的早产风险相对较低。

5. 孕中期阴道超声检查发现子宫颈长度<25 毫米的孕妇易发生早产。

6. 过度消瘦的孕妇如体质指数<19 千克/米^2，或孕前体重<50 千克，营养状况差，易发生早产。

7. 多胎妊娠者因为宫腔压力大，容易早产。

8. 采用辅助生殖技术妊娠者的早产发生风险较高。

9. 胎儿结构畸形和（或）染色体异常、羊水过多或过少者，早产风险增加。

10. 有妊娠并发症或合并症者的早产风险增加，如并发重度子痫前期、子痫、产前出血、妊娠期肝内胆汁淤积症、妊娠期糖尿病、并发甲状腺疾患、严重心肺疾患、急性传染病等。

11. 有烟酒嗜好或吸毒的不良嗜好的孕妇，早产风险增加。

◎ 有什么方法能预测早产？

预测早产的方法主要有两个：①孕妇既往的病史如前次晚期自然流产或自发性早产病史；②妊娠 24 周前阴道超声测量宫颈长度<25 毫米。

◎ 如何预防早产？

计划怀孕的女性要避免低龄（<17 岁）或高龄（>35 岁）妊娠；要避免妊娠间隔过短（≤6 个月）；避免多胎妊娠；注意孕期营养合理摄入，戒除吸烟、喝酒等不良嗜好；在医生的指导下控制好高血压、糖尿病、甲状腺功能亢进、红斑狼疮等内外科疾病；计划怀孕前在医生的指导下合理停止服用可能致畸的药物，孕期要注意平衡饮食，合理管理妊娠期体重。

如果孕期发现有早产风险，可以在医生的指导下使用一些能预防早产的孕酮类药物。部分孕妇 B 超检查有宫颈缩短、宫颈漏斗形成或宫口开大，可在医生的评估后采取宫颈环扎术降低早产发生风险。

◎ 宝宝早产怎么办？

孕妇一旦出现早产迹象，比如规律宫缩、阴道流血、流水，就应该及时就医。医生会根据具体情况采取相应的治疗，建议孕妇卧床休息，采取左侧卧位改善胎儿宫内情况，肌肉注射地塞米松促进胎肺成熟，静脉滴注抑制宫缩和抗感染的药物，适当延长孕周。

如果早产无法避免，早产儿往往需送至新生儿科，由专科医护团队精心护理直至各项指标平稳才能平安出院。

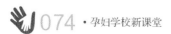

第二十六课　你做好住院分娩准备了吗？

孕妇在产前物品的准备上会很迷茫，从网上搜索各种资料，或是身边"过来人"会给你各种各样的建议，商家也会推出五花八门的待产包，让你觉得无所适从。下面，给大家提供一份实用经济的物品清单，孕期 7 个月后跟丈夫一起准备好物品。

◎ 如何准备待产包？

1. 妈妈用品：宽松棉质睡衣（前扣式）2~3 套，哺乳文胸 2~3 件，束腹带 1 根，一次性产褥护理垫 2 包，计量型医用产后护理垫（带秤），大号棉内裤数条，袜子多双，产妇卫生巾多包。

2. 宝宝用品：宝宝和尚服 2~3 套，包被 2 个，浴巾 2 条，小方巾数条（洗脸、洗澡、洗屁股分开使用），袜子 3~4 双，新生儿纸尿裤若干，棉柔巾若干等。

3. 日常生活用品：洗漱用品，拖鞋，纸巾，杯子，一次性吸管，衣架，一次性马桶垫，宝宝专用的软勺，储奶瓶/储奶袋（供母婴分离时用）。

◎ 住院分娩前要准备哪些资料？

住院分娩前要准备身份证（夫妻双方）、生育证、医保卡（社保卡）、孕期所有检查资料、保健手册或门诊病历本。

◎ 住院分娩前要注意哪些事情？

1. 在准备待产包之前，可以提前确定医院，咨询是否提供相关用品，以免重复准备。

2. 建议妊娠 7 个月的时候开始跟丈夫一起着手准备物品，这个时候不但有充裕的时间，而且有较好的体力，不会因为突发状况临时入院而手忙脚乱。

3. 待产包的准备力求精简实用，尽量不要出现东西不全的情况，也不要准备一些用不到的东西。

4. 把物品按功能、用途用袋子分类分区放好，便于查找，最好让丈夫参与进来。

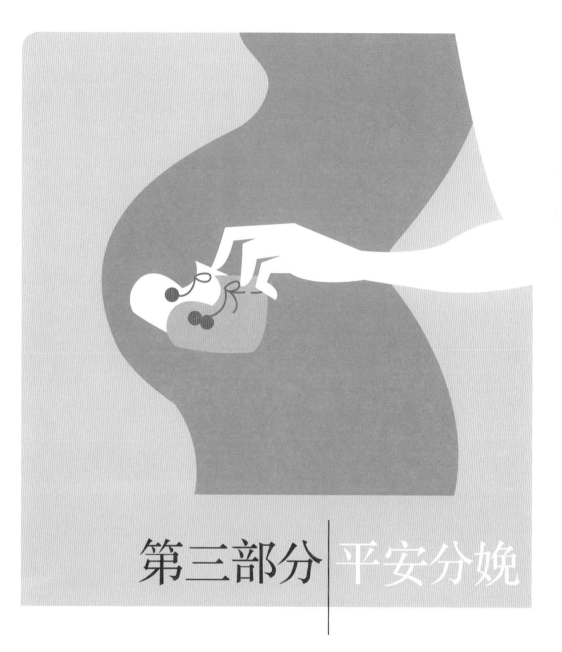

第三部分 | 平安分娩

✳ 第二十七课　分娩的信号有哪些？

到了孕晚期，有些孕妇会精神紧张，不知道该什么时候住院，担心去早了医院不收住院，或者过早住院影响休息、睡眠，产生焦虑情绪；去晚了又怕没有及时发现宫内胎儿异常情况。了解分娩的信号，把握好住院时机是每位孕妇需要提前做好的功课。

◎ "见红"要立即去医院吗？

"见红"是阴道出现少量的血性带黏液的分泌物，分泌物呈暗红色或者褐色。"见红"的原因是宫颈内口附近的胎膜与该处的子宫壁分离，毛细血管破裂有少量出血并与宫颈管内黏液栓液相混，经阴道排出，是分娩即将开始的一个比较可靠的征象。在妊娠足月以后，大多数孕妇会在"见红"后24~48小时临产，少数孕妇会在"见红"一周后才临产，不需要额外干预。

如果"见红"量少，胎动正常，无规律的子宫收缩，可以暂时在家观察，养好精神，保存体力，做好物品准备，保持外阴清洁，等到出现规律且逐渐增强的宫缩后再去医院。若阴道流血较多，达到或超过月经量，就需要及时到医院就诊，排除胎盘早剥、前置胎盘等异常产前出血。

◎ "破水"了怎么办？

"破水"的医学名词叫"胎膜破裂"，正常情况下临产后宫口开全时胎膜自然破裂。"破水"后孕妇不要紧张，立刻平躺，记住"破水"时间，观察羊水的颜色性状及羊水量。如果产检时未入盆或者臀位甚至是横位，应采取臀部抬高的体位，在臀部下面垫一些衣服或枕头等，防止脐带脱垂的发生，必要时拨打120，尽快到医院就诊。

◎ 胎膜早破是怎么回事？

胎膜早破是指临产前发生胎膜自然破裂，其典型表现为不可控制的阴道内液体流出，正常流出的羊水是无色透明的，可能含有胎脂等漂浮物。若羊膜破口小或者破口位置高，则表现为少量阴道流水，通常需要通过阴道检查及 PH 试纸、阴道液涂片找羊水结晶等来确诊，也可以通过 B 超羊水量的检查来发现。如果孕妇感觉阴道分泌物增多，则需要到医院进一步确诊是否存在胎膜早破。

"破水"后，孕妇不用担心羊水流光。胎儿先露部衔接后，将羊水阻断为前后两部，前羊水位于胎先露的前方，后羊水位于胎先露的后方。前羊水量约 100 毫升，"破水"后，前羊水会流出，胎先露下降时会一定程度上堵住宫颈口，减少羊水的流出，而且孕晚期羊水的主要来源为胎儿的尿液，所以"破水"以后依旧有羊水产生，通常情况下羊水是不会流光的。

胎膜早破是妊娠晚期较为常见的异常现象，并不会直接导致胎儿缺氧，但存在宫内感染的风险，因为胎膜早破的发生可能是生殖道感染导致的，感染风险随着破膜时间延长和羊水量减少程度而增加。因此，一旦出现胎膜早破，需要立即住院，由医生根据情况评估分娩方式和分娩时机，破水时间长且未临产的孕妇还需要使用抗生素预防感染。

◎ "阵痛"是马上要分娩了吗？

产程开始时，出现伴有疼痛的子宫收缩，称为"阵痛"。"阵痛"并不意味着马上要分娩了。规律且逐渐增强的子宫收缩为临产的标志，开始时宫缩持续时间较短（约 30 秒）且弱，间歇期较长（5~6 分钟）。随着产程进展，持续时间逐渐变长（50~60 秒）且强度增加，间歇期逐渐缩短（2~3 分钟）。从开始临产到宫口开全，初产妇通常需要 11~12 小时，如果宫缩持续时间越来越长，间隔时间越来越短，强度越来越强，就需要住院了。

经产妇的产程会比初产妇快一些，如果经产妇出现不规则宫缩就需去医院。少数经产妇感觉到的不是腹痛，而是表现为腰酸，也需及时入院。

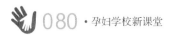

第二十八课 什么是无痛分娩？

随着预产期的临近，大多数产妇满心期待着新生命的到来，同时又充满了对分娩疼痛的恐惧。产妇分娩过程真的一定要忍受疼痛吗？有什么办法可以缓解疼痛？分娩镇痛对产妇和宝宝有危害吗？

时至今日，分娩镇痛技术已经发展得非常成熟。经过多年的临床应用及科学验证，椎管内分娩镇痛（硬膜外麻醉）等方法已经被充分证明是安全有效的。产妇可以在麻醉医师、产科医生及助产士的帮助下选择最适合自己的分娩镇痛方式。

◎ 如何正确认识分娩疼痛？

1. 分娩时，随着产程进展，子宫开始规律而有力的收缩，子宫颈口不断扩张，由未开放直到宫口开全，也就是通常所说的 10 厘米，强烈的子宫收缩以及会阴部不断扩张受压会产生剧烈的疼痛。分娩疼痛随产程进展而加重。分娩早期的疼痛主要来自于子宫收缩和宫颈扩张的内脏痛，表现为下腹部、腰部及骶部的隐痛。分娩后期会阴部肌肉压迫、扩张牵拉及损伤，主要表现为会阴部胀痛，疼痛较剧烈。

2. 疼痛按照从轻到重分为 1~10 级，自然分娩的疼痛可以到达 10 级。大部分产妇感受到明显的分娩疼痛，甚至疼痛难忍，仅有极少的产妇觉得疼痛轻微。

3. 强烈的宫缩疼痛可能导致产妇出现严重的应激反应，交感神经兴奋，儿茶酚胺类物质分泌增多，导致血压升高，心率增快，使产妇呼吸浅快而出现呼吸性碱中毒，心血管负荷及全身氧耗增加，对于妊娠期合并高血压、糖尿病等疾病的产妇更加不利；同时，强烈疼痛可能使产妇内脏血管收缩，胎盘血供减少，导致胎儿宫内缺氧、酸中毒等并发症。

4. 分娩引起的剧烈疼痛可导致产妇出现恐惧、焦虑等不良情绪，也增加产后抑郁的风险，影响围产期的母婴健康，甚至危及母婴的生命安全。控制分娩疼痛在减轻产妇不适的同时，还可以全面提升母婴的安全保障，减少生理上的过度应激及产后抑郁等情况的发生。

◎ 什么是无痛分娩？

通常所说的无痛分娩，在医学上称为分娩镇痛，使用各种方法使分娩时的疼痛减轻甚至消失。在保护产妇和胎儿安全的前提下，让产妇不再经历难忍的疼痛，减少分娩时的恐惧和身体的疲倦，让产妇在时间最长的第一产程得到充分休息，当宫口开全时，因积攒了体力而有足够力量完成分娩。

分娩镇痛分为非药物性镇痛及药物性镇痛两大类。非药物性镇痛包括精神安慰、调整呼吸、陪产分娩、针灸、理疗、水中分娩等，具有一定的镇痛作用，但有时效果不理想，主要作为辅助镇痛手段。药物性镇痛包括吸入笑气、肌肉注射或者静脉使用镇痛药物、椎管内分娩镇痛等，其中椎管内分娩镇痛是目前全球公认的镇痛效果最可靠的方法，有效率可达95%以上，在世界范围内应用最为广泛。

椎管内分娩镇痛（硬膜外麻醉），是在产妇腰背部穿刺放置一根柔软的细管，外部连接镇痛泵，将低浓度的局麻药连续输送到产妇椎管内，阻断疼痛感觉的传导而缓解疼痛，同时又不阻滞运动神经，根据产妇的个体情况及产程的进展，可以个体化地调整局麻药的浓度和剂量，以达到最佳的镇痛效果。椎管内分娩镇痛（硬膜外麻醉）不仅能有效减轻产妇产痛，还能为器械助产或产程中转剖宫产提供快捷及良好的麻醉效果。

◎ 打了麻药会影响宝宝的智商吗？

椎管内分娩镇痛（硬膜外麻醉）时，麻醉药物特异性地作用于产妇局部的神经系统，产妇全身的药物浓度低，通过胎盘进入胎儿体内的药量微乎其微，不会对宝宝造成不良影响。

分娩镇痛在缓解产妇疼痛的同时保留了运动功能，使用的麻醉药浓度明显低于剖宫产手术的麻醉药浓度，即使全身麻醉条件下的麻醉药物量也不影响宝宝的智力发育。

另外，产后当妈妈需要哺乳时，乳汁中麻醉药物的残留量极低，不会对宝宝的发育造成影响。

◎ 打了麻药后会腰痛吗？

目前分娩镇痛最常用的方法是经腰背部穿刺的椎管内分娩镇痛（硬膜外麻醉），穿刺部位组织损伤可能导致数天内的背痛，但是该操作不会导致长期腰背痛。

产妇腰痛的主要原因包括：①妊娠期激素及内分泌系统变化使骨盆及腰部骶棘韧带松弛，腰椎代偿性前凸、胸椎后凸，同时孕产妇体重明显增加、缺钙、椎间盘突触等风险增加；②特殊体位下的用力分娩，腰部韧带、神经及肌肉等软组织的损伤；③产后长时间卧床休息诱发核心肌群萎缩，照顾宝宝或哺乳时姿势不正确或过度劳累等诱发腰肌劳损；④产后骶髂关节炎、慢性盆腔炎及子宫内膜异位症等其他疾病。

如果产妇在产后腰背部疼痛持续一周以上且无法缓解，就应及时到医院就诊。

◎ 哪些情况不能进行分娩镇痛？

产妇提出分娩镇痛需求，产科医生评估可以阴道分娩试产，并且没有麻醉相关禁忌证，都可以进行分娩镇痛。

如果存在下列情况，就需要仔细权衡椎管内分娩镇痛（硬膜外麻醉）的风险：

1. 凝血功能障碍的产妇，可能导致穿刺部位出血，形成椎管内血肿压迫神经，导致一些并发症。

2. 产妇腰背部皮肤感染，有导致椎管内感染的风险。

3. 颅内病变导致的颅内压升高，行椎管内穿刺可能导致病情加重。

4. 其他可能的限制条件：①产妇不配合；②明显低血容量；③脊柱发育异常或神经系统异常；④产科异常（如头盆不称、骨盆异常、宫缩异常、脐带脱垂等）。

❋ 第二十九课　如何选择分娩方式？

很多孕妇在孕晚期会纠结到底是顺产好还是剖宫产好？如果顺产需要做什么准备？什么情况下需要做剖宫产？其实，分娩方式没有好坏之分。只有在保障母婴安全的前提下选择合适的分娩方式，才是最科学的方式。

◎ 分娩越快越好吗？

在医学上有个名词叫急产，指的是从规律宫缩开始到胎儿娩出时间少于3小时。对于产妇来说生得太快，产道未充分扩张，可能导致宫颈、阴道以及会阴撕裂伤；胎儿娩出后，子宫肌纤维缩复不良，易发生胎盘滞留或产后出血。对于宝宝来说，急产时宫缩过强、过频会影响子宫胎盘血液循环，易发生胎儿窘迫、新生儿窒息；胎儿娩出过快，胎头在产道内受到的压力突然解除，可能导致宝宝颅内出血。因此，生宝宝并不是越快越好。

◎ 顺产和剖宫产，哪个好？

顺产又叫自然分娩，是人类繁衍后代的一种自然生理过程，也是对母婴损伤最小、最理想的分娩方式。

顺产对妈妈的好处有：①损伤小，恢复快，住院时间短；②产后子宫收缩力更强，有利于子宫复原和恶露排出，相对来说，顺产的产妇发生产后出血的概率较剖宫产的产妇少；③产后母婴早接触，产妇初乳分泌早，能更好地进行母乳喂养；④顺产身体恢复快，更有精力照顾宝宝，增加母子感情；⑤可避免剖宫产带来的麻醉风险和手术并发症；⑥产后可以及早进行锻炼，有利于体形恢复。

顺产对宝宝的好处有：①分娩过程中子宫有规律的收缩、舒张能使胎儿肺部得到锻炼，出生后发生呼吸系统疾病减少，而且宫缩和产道的挤压作用可将胎儿呼吸道内的羊水和黏液排挤出来，宝宝发生湿肺和吸入性肺炎的概率大大减少；②经过产道时，胎儿头部受到挤压，头部充血，可提高脑部呼吸中枢的兴奋性，有利于宝宝出生后迅速建立正常呼吸；③顺产的宝宝抵抗力更强。免疫球蛋白G（IgG）在自然分娩过程中可由母体传给胎儿（剖宫产儿缺乏这一获得抗体的过程）；④胎儿在产道内受到触觉、味觉、痛觉及本位感的锻炼，促进大脑及前庭功能发育，对今后运动及性格均有好处。

剖宫产是解决难产问题或母婴有并发症不适合自然分娩而采取的一项医疗措施。随着医疗技术水平的提高，剖宫产术的安全性提高了，但手术的危险，如麻醉意外、羊水栓塞、产后出血、盆腔粘连等依然存在，产后产妇身体恢复也较慢，远期而言，再次妊娠需间隔2～3年，并有宫外孕、子宫破裂的风险，以及子宫切口妊娠、前置胎盘、胎盘植入、切口子宫内膜异位症的风险。剖宫产宝宝出生时没有经过产道挤压，发生吸入性肺炎的概率较高，容易发生感染性疾病，母乳喂养可能延迟。从长远来看，剖宫产的宝宝易出现情绪敏感、注意力不集中、动作不协调等问题。

孕妇在考虑选择顺产还是剖宫产时，应听从专业医生的建议。如果具备阴道试产条件，建议选择阴道试产，如有剖宫产指征，则不可盲目坚持顺产。在保障母婴安全的前提下选择的分娩方式才是最科学的方式。

◎ 想要顺产，该怎么做？

想要顺产，从备孕、怀孕到生产，要注意以下几点：

1. 适龄分娩：女性生育的最佳年龄是 25～30 岁，处于这一年龄段的女性顺产可能性较大。

2. 产前检查：定期做好产前检查，及时查看孕妇健康情况和胎儿发育，以便早期发现问题，及早纠正和治疗，使孕妇和胎儿能顺利地度过妊娠期和分娩。孕中晚期咨询助产士门诊，制订分娩计划。

3. 孕期体重控制：如果整个孕期体重增加过多或过快，就有可能使宝宝长得过大，同时脂肪的堆积会使产道变窄，胎儿娩出的过程更加缓慢，不利于顺产。因此，建议在怀孕期间接受营养体重管理门诊专业人员的指导，切忌盲目增加过多体重，引起糖尿病等一系列并发症。

4. 孕期运动：孕期运动不但有利于孕期体重的控制，还有利于顺利分娩。孕期适当锻炼可以增加腹肌、腰背肌和盆底肌肉的张力和弹性，使关节、韧带松弛柔软，有助于分娩时肌肉放松，减少产道的阻力，使胎儿能较快地通过产道，而且可缓解产妇的疲劳和压力，增强顺产的信心。

5. 控制胎儿体重：一般情况下，正常产道通过 3000～3500 克的宝宝是没有什么问题的，当胎儿体重大于 4000 克（巨大儿）时，通过产道就会有一定难度，在分娩时还可能出现肩难产、产妇软产道损伤、产后出血等并发症。因此，要想顺产，一定要定期产检，严格控制胎儿体重。

6. 产前准备：预产期前 2 周，孕妇需要保持正常的生活和睡眠，吃一些营养丰富、易消化的食物，为分娩准备充足的体力。

7. 不过早住院：无高危因素的孕妇不要过早入院，以免影响休息、导致焦虑。分娩是正常的生理现象，但对于产妇来说可产生心理上的应激。焦虑、紧张的情绪会导致体力消耗过多，宫缩乏力，宫口扩张缓慢，产程延长，甚至导致胎儿窘迫、产后出血等。

8. 待产、分娩时的配合：待产、分娩过程中，产妇要坚定自然分娩的信念，遵从身体的感受，听从产科医生、助产士的指导，主动配合。

◎ 什么是导乐陪伴分娩？

导乐陪伴分娩是为孕产妇提供的一种更具人文关怀的分娩体验，能帮助孕产妇顺利、愉快地度过分娩。"导乐"是希腊语"doula"的音译，原意为一位有分娩经验的妇女帮助一位正在分娩的妇女，现指由一位训练有素、有爱心且有生育经验的女性，在整个产程中给予产妇持续的生理、心理及情感上的支持与帮助。现在，导乐陪伴分娩工作主要由专业助产士或者经过系统培训的导乐师完成。

导乐陪伴分娩的作用主要有：①在整个产程中给予产妇心理疏导与情感支持，减轻产妇在分娩过程中的焦虑、紧张、恐惧等不良情绪，增强自然分娩的信心，避免产后抑郁症的发生；②指导产妇合理营养膳食，保证产妇在整个产程中拥有充沛的体力；③向产妇介绍分娩过程，教会产妇非药物镇痛方法，如呼吸减痛法，指导产妇合理体位，减轻产妇分娩疼痛；④教会产妇分娩时正确使用产力，以缩短产程，减少体力消耗；⑤教会陪产的家属科学地帮助产妇分娩，让产妇获得情感支持；⑥产后2小时，观察与监测产妇和宝宝各项体征，及时发现异常情况。

◎ 什么是自由体位分娩？

产妇在临产过程中采取走、坐、站立、趴、蹲、半坐卧、侧卧等姿势都是可以的，并非一定要静卧在床或固定某个体位。世界卫生组织提出自由体位待产和分娩使产妇更舒适，更符合生理体位，有利于自然分娩。

我们给大家推荐适合大多数人的4种自然分娩体位。

1. 侧卧位：产妇侧卧，双髋和双膝关节屈曲，双小腿之间放置枕头，或者上面的腿抬高或用支撑架支撑；或者是产妇侧卧，上面的腿屈曲90度，下面的腿伸直。这种体位有利产妇休息，纠正异常胎方位，减少由于脐带受压或仰卧位低血压造成的胎心改变，与步行交替能加快产程，减轻背痛和腰骶部疼痛，缓解对痔疮的压迫。

2. 半卧位：产妇采取半卧位，抬高床头呈45度以上。这种体位的好处是能更好地利用重力作用，促进胎儿下降，能增大骨盆入口，提高胎儿血氧供应，让产妇舒适感多一点。

3. 前倾位：分为前倾坐位和前倾站位。前倾坐位的方法是产妇双脚平放，坐着并身体向前倾屈，双臂放松地放在大腿上或放在面前的支撑物上；或产妇分开双腿向后骑坐在椅子上，身体放松地向前趴在椅背上。前倾站位的方法是产妇站着，身体向前趴在同伴身上或分娩球上、柜子上。前倾位的好处是产妇可以得到休息，利用重力优势，减轻骶部疼痛，纠正异常胎方位，使骨盆入口增大。

4. 手膝位：产妇双膝着地，身体向前倾屈，双手掌或双拳着地支撑自己。它的好处是帮助胎儿旋转，纠正异常胎方位，缓解腰背痛，消除对痔疮的压迫，增加产妇舒适感，解决由于脐带受压引起的胎心改变。手膝位是肩难产的首选。

自由体位的配合方法还包括分娩球、节奏呼吸、听音乐、抚触和按摩。

◎ 什么是水中分娩?

水中分娩是指在水中待产和分娩。水中分娩是一项更接近自然的分娩方式，可以使分娩变得更加轻松，易于接受。

水中分娩的好处主要有：①产妇在充满温水的分娩池中待产、分娩，可以让情绪放松，缓解疼痛；②水的浮力可以帮助孕妇支撑身体，肌肉更放松，可以让更多的能量用于子宫收缩，缩短产程，增加产妇的满足感；③产妇在水中可采取多种舒适体位，使分娩更为自然；④水中分娩能提高会阴的弹性与松弛度，还能减轻胎儿对会阴部的压迫，从而起到减少会阴撕裂伤的作用；⑤水中分娩产后出血少、产后恢复快，能提高生活质量，增进母婴感情，利于母婴安全；⑥分娩池与羊水环境类似，让宝宝有一个更好的过渡，增加宝宝的安全感及适应外界的能力。

◎ 水中分娩宝宝会呛水窒息或增加感染风险吗?

水中分娩不会增加宝宝呛水和窒息风险。水中分娩时，宝宝浸没在水中，如同还在羊水环境中，无自主呼吸，将宝宝抱出水面与妈妈皮肤接触时，宝宝才开始呼吸。

专业分娩池的水经过消毒净化，水温恒定，水循环可保持水质清洁，而且在分娩的过程中，医务人员严格执行操作规程，不会增加产时感染风险。

◎ 哪些孕妇适合水中分娩？

1. 无传染性、感染性、器质性疾病，自愿选择水中分娩的孕妇。

2. 足月妊娠，单胎头位，胎儿体重≤3500克，符合阴道分娩条件的孕妇。

3. 宝宝胎心正常的孕妇。

孕妇需同时满足以上条件，才可以选择水中分娩。不过，分娩是个性化动态的过程，最终是否能实施水中分娩，需要产科医生和助产士评估后决定。

◎ 选择分娩日期和时辰剖宫产好吗？

分娩是一个自然的过程，我们常说瓜熟蒂落就是这个道理。如果没有医学指征而盲目选择日期和时辰在39周以前做剖宫产，新生儿娩出后发生呼吸系统疾病的概率会增加。剖宫产术主要用于解决高危妊娠的分娩问题，目的是保障母婴安全。因此，我们提倡自然分娩，除非有医学指征必须行剖宫产。

◎ 哪些情况需要做剖宫产？

1. 胎儿窘迫：当宝宝在宫内缺氧，无论是急性缺氧还是慢性缺氧，都需要行剖宫产尽快终止妊娠。

2. 头盆不称：正常情况下胎头和孕妇的骨盆是相称的，可以顺产，当头盆不相称时，即我们常说的难产，就需要做剖宫产了。

3. 胎位异常：正常情况下胎头向下，如果胎头向上（臀位）或者胎宝宝完全横在妈妈肚子里（横位），就需要剖宫产。

4. 孕妇因患其他疾病生命垂危，需要抢救胎儿，或者孕妇存在严重合并症不宜继续妊娠，而短期内又无法经阴道分娩者。

5. 有多胎妊娠、瘢痕子宫的孕妇需要做剖宫产。

6. 有产道畸形、外阴疾病、生殖道严重感染性疾病、妊娠合并肿瘤的孕妇需要做剖宫产。

7. 前置胎盘和前置血管：通常胎头在前，胎盘在后，如果胎盘或者血管在前面就可能造成产时大出血，影响胎儿的娩出，需要做剖宫产。

8. 胎盘早剥：在正常情况下，宝宝产出以后，胎盘再剥离，如果在宝宝产出以前，胎盘就已经剥离了，会严重影响宝宝在宫内的供血供氧，导致缺氧，也会造成妈妈产后大出血，需要剖宫产。

9. 巨大儿：医学上将体重在 4000 克以上的胎儿称为巨大儿，胎儿体重在 4000～4500 克会根据产妇的骨盆条件酌情选择是否行剖宫产，对于 4500 克以上的胎儿原则上应考虑剖宫产。

10. 子宫口未开全而出现脐带脱垂者需要剖宫产。

✳ 第三十课　如何陪产？

产妇要进产房了，家属手忙脚乱，不知道如何做才能使母婴平安？产妇如何配合医务人员才能顺利分娩？我们一起来看看专家的指导吧。

◎ 什么是产程？

分娩的全过程称为产程，包括临产发作、宫口的扩张、胎头的下降、胎儿及其附属物的娩出。

◎ 在第一产程该怎么做？

第一产程是指从临产到宫口开全，又叫宫颈口扩张期。初产妇一般需要 11～12 小时，经产妇一般需要 6～8 小时。第一产程可分为潜伏期和活跃期，潜伏期是指宫缩逐渐加强，宫颈管消失至宫口开 6 厘米；活跃期是指宫口开 6 厘米至开全，先露部进入中骨盆。

第一产程的长短因人而异，产妇们在待产的过程中不要着急，顺其自然，可以做好以下几件事：①在宫缩间歇期少量多次进食高热量、易消化、清淡的半流质食物，活跃期进食流食；②确保产妇摄入足够的水分，但不能过量，可口服各种果汁、运动型饮料、水；③在室内自由活动，如走路、摇摆、曼舞等各种自由体位，可以增进舒适程度，有利于产程进展；④劳逸结合，合理安排休息及活动时间，可通过音乐和按摩来放松心身，也有利于休息；⑤每 2～4 小时排尿一次，以避免充盈膀胱影响宫缩及先露下降；⑥保持积极的心态，自我鼓励，相信自己一定行。

医生和助产士在第一产程中会密切观察产妇和胎儿的情况，以确保母婴安全。

◎ 在第二产程如何配合助产士?

第二产程从宫颈口开全到胎儿娩出,又叫胎儿娩出期。初产妇一般需要 1~2 小时,不超过 3 小时,椎管内分娩镇痛(硬膜外麻醉)者不超过 4 小时,经产妇 30 分钟~1 小时,不超过 2 小时,椎管内分娩镇痛(硬膜外麻醉)者不超过 3 小时。

第二产程可分为潜伏阶段和活跃阶段。潜伏阶段宫缩可出现短暂的减弱或暂停现象,产妇可获得短暂休息。此时产妇应积极进食流质饮食或功能饮料,以补充能量,储存体力。产妇出现自发性用力表示活跃阶段的到来。产妇宫缩、用力、体位和胎儿的本能是完成分娩的合力,是第二产程的主要部分。每次宫缩时,大多数产妇会有数次自发性用力,每次用力持续 5~7 秒,在用力间歇期,可以进行几次呼吸换气。产妇可以根据舒适度和用力效果自主选择用力的方式和体位,如侧卧位、半卧位、站位、支撑式蹲位、手膝位、不对称体位,应及时向助产士反馈自己感觉最舒适和最好用力的体位。在这个过程中,助产士会观察产妇的生命体征、胎儿情况及评估产妇用力的效果,也就是观察胎头的下降情况。

如果自主用力的效果欠佳,或椎管内分娩镇痛(硬膜外麻醉)下无自主用力的产妇,可以在助产士的指导下正确使用腹压配合宫缩屏气用力。助产士也会根据胎先露的下降程度来评估产妇的用力效果,从而做出相应的调整,如体位的改变或者用力方法是否正确等。第二产程产妇体力消耗较大,宫缩间歇期可补充功能饮料,以及小憩一会儿保存体力。

分娩时是产妇和助产士高度配合的关键时期,在助产士的指导下屏气匀速用力或哈气放松缓慢娩出胎儿,是避免严重会阴裂伤的关键。

整个过程中产妇要积极配合和沟通,保持信心,相信自己可以顺利分娩。

◎ 如何避免或减少撕裂伤?

1. 孕期注意个人卫生,积极治疗相关疾病。尤其是有妊娠期糖尿病的孕妇,因为妊娠期糖尿病使机体免疫力下降,阴道组织内糖原增加,酸度增高,有利于假丝酵母菌生长,所以孕妇容易患假丝酵母菌阴道病。

2. 孕期注意营养均衡,适量运动,积极控制胎儿的体重。

3. 第二产程尽量多采取自由体位,利用重力作用促进胎头下降。

自由体位有利于第二产程的进展，同时可减轻胎头对会阴的压迫，避免会阴水肿。

4. 第二产程用力时及生产时，应配合助产士的指导屏气用力，尤其是在胎头即将娩出阴道口时，更要配合助产士的指导，如吹蜡烛般吹气，让胎儿缓慢匀速娩出，最大程度地避免严重的会阴撕裂。

5. 医生及助产士会根据会阴弹性及胎儿大小等情况综合评估，必要时进行会阴侧切，以避免更严重的撕裂。

◎ 什么是第三产程？

第三产程是从胎儿娩出后到胎盘娩出，又叫胎盘娩出期。胎盘是胎儿的附属物，俗称"包衣"，一般会在胎儿娩出后 15 分钟内自然娩出。

如果产妇有人流史或孕期有保胎经历，胎盘容易粘连，不能正常剥离，时间太长容易导致产后出血，那么这个时候需要医生进行人工剥离胎盘，预防产后出血。胎儿娩出后医生会给予缩宫素促进子宫收缩，对于高危产妇，医生或助产士还会在产妇的腹部按摩子宫（产妇腹部有一个硬如球形的器官，产妇自己也可以摸到），以利于子宫收缩，预防产后出血。

在第三产程，医务人员会给宝宝清理呼吸道、断脐、体格检查、阿普加评分。

◎ 什么是分娩"三早一晚"？

"三早一晚"是指刚出生的宝宝尽早和妈妈接触、宝宝尽早吸吮妈妈的乳房、尽早给予宝宝良好的刺激以及晚断脐。这是在宝宝出生后的黄金 72 小时内很重要的四件事，关乎母婴关系的建立、乳汁分泌、增强宝宝体质等。

分娩完成后，应该尽快让宝宝和妈妈进行肌肤接触，一方面可以促进母子情感交流，给宝宝最大的安全感，这有利于宝宝的心理和情感发展；另一方面，肌肤接触会让宝宝大脑细胞更加活跃，可以促进宝宝感知觉及运动发展。

宝宝出生后，妈妈尽早搂抱宝宝，通过皮肤刺激使母体分泌催产素和催乳素，为成功母乳喂养奠定基础。在宝宝被娩出后的 30 分钟内，吮吸反射是最强烈的，宝宝会自己寻找乳头。让宝宝得到的第一口食物是母乳，可以减少宝宝过敏的发生率，并且初乳中含有免疫球蛋白、白血球以及各种抗体,能够有效减少宝宝患病的概率。

只要是健康的足月儿,非必须的医疗干预手段都可以延迟断脐。宝宝刚出生时,脐带仍然在传输血液,相比一经分娩就剪断脐带的宝宝,等到超过 1 分钟或脐带停止搏动后再进行剪断,宝宝可以获得更多的血液以及氧气,极大地减少了宝宝呼吸困难以及贫血的概率。

◎ 丈夫陪产有必要吗?

分娩虽然是一个正常的生理过程,但在宝宝出生的过程中,宫缩痛和陌生的环境及对即将出生的宝宝的担忧,会使产妇产生不舒适、紧张和恐惧等一系列心理、生理问题。产妇在分娩过程中需要得到人性化支持,如安静、暗光、私密、亲吻、爱抚、按摩、温暖、满足、愉悦、舒适等。当然,医院能提供一系列人性化服务,如设有独立家化分娩间,为产妇提供安静、暗光、私密的安全环境等,而丈夫的陪伴则可满足产妇亲吻、爱抚、按摩等情感需求,可以促进产妇体内催产素的分泌,增加安全感,有利于自然分娩。

丈夫可以给予妻子生理上的支持、情感上的依赖,同时还可以作为与医务人员沟通的耦合剂。夫妻共同经历分娩的全过程,一起迎接新生命的到来,有利于夫妻情感的升华,会使夫妻关系更亲密。

◎ 分娩前吃什么可以助产?

多数产妇在分娩前因紧张、焦虑、恐惧等心理,导致临产后不能很好地进食和饮水;临产后因宫缩阵痛、肌肉紧张、喊叫呻吟、镇静剂的使用可能会将食物呕出,大量出汗会使水分丢失;分娩时宫缩和疼痛也会消耗产妇的体力,因此,产程中能量的消耗常常高于摄入量。产程中缺乏能量可导致产程延长,增加产后出血、新生儿窒息、低血糖等的风险。

正常产妇在产程中需要 50～100 千卡/时的能量以维持良好的肌肉收缩功能。因此,应摄取足够的热量和营养,以利于产程的顺利进展和自然分娩。

产程中进食的食物特点为供能高、易消化、低脂肪、低纤维。具体选择有:无渣饮料,如营养制剂、含糖饮料、果汁、运动饮料;流质,如蒸蛋、米汤、米糊、肉汤、鱼汤等;半流质,如稀饭、小馒头、馄饨、肉末粥、鸡末粥等;软食,如粥、面条、软饭等;低纤维水果,如西瓜、哈密瓜、橙子等。具体可根据产妇的喜好和口味，少量多次进食。

◎陪产时，家属如何帮助产妇缓解疼痛？

1. 丈夫给予言语上的鼓励和肢体上的接触，如握手、拥抱，让产妇感受到爱和安全。

2. 采用拉梅兹按摩放松法可有效缓解疼痛。该方法大部分可以由丈夫来完成。按摩能让产妇感到放松与舒适，同时可以促进夫妻间的情感交流。具体做法如下：

（1）脊柱及脊椎两侧按摩：适用于腰背部疼痛明显者。丈夫先将两手张开，顺着脊椎两侧由胸脊向下按压滑动，然后以拇指指腹，沿着脊椎两侧，一节一节地轻轻按压，两种手法可交替应用（图3-1）。

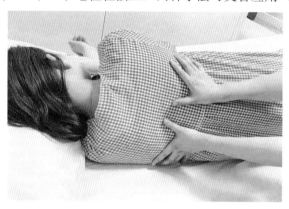

图3-1　脊柱及脊椎两侧按摩

（2）腰骶部按摩：适合于腰骶部疼痛明显者。以手掌贴住腰骶部位，在原位平稳地做圆形运动（图3-2）。

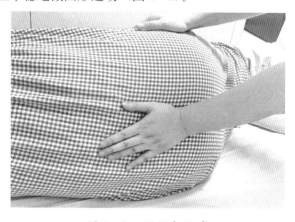

图3-2　腰骶部按摩

（3）腹部按摩：适合于腹痛明显者。以手掌由外向内顺着腹部做弧形按摩，这一按摩也可由产妇自己完成（图3-3）。

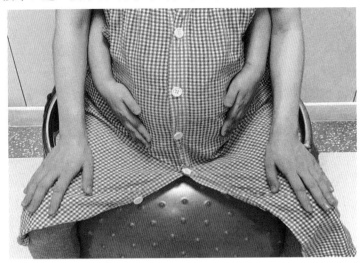

图3-3　腹部按摩

（4）大腿内侧按摩：能避免腿部痉挛，并能放松会阴。用手在大腿内侧作圆形运动，双侧轮流按摩（图3-4）。

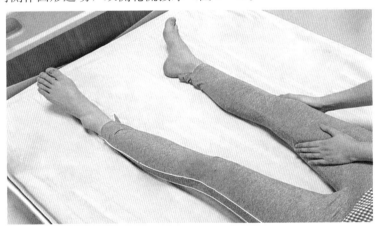

图3-4　大腿内侧按摩

按摩时注意按摩的手要直接接触产妇皮肤，不要隔着衣服，用力需适度，可用爽身粉减少摩擦力。

3.可播放轻柔的音乐，和产妇回忆甜蜜过往，转移其注意力，缓解疼痛的同时还可以促进产程进展。

4.鼓励产妇自由活动，协助产妇尝试多种体位，取舒适体位，缓解疼痛。

5. 在助产士的指导下，和产妇一起进行呼吸减痛法减轻疼痛。

◎ 产后两小时，家属在产房怎么做？

当宝宝顺利出生后，一家人都沉浸在新生命到来的喜悦之中，但不要忽视了对妈妈的关怀。产后 2 小时对妈妈和宝宝都是很重要的时间，家属要做好 3 件事。

1. 产后两小时是产后出血的高危时期，加上刚经历完分娩，精力和体力的消耗较大，产妇会感觉较疲惫，这个时候家属要做好心理安慰和鼓励，如表扬产妇分娩过程很勇敢、很坚强，做好生活护理，鼓励产妇进食半流质饮食以补充水分及能量，如温热的瘦肉粥、白粥、面条等，具体以产妇的喜好为准。

2. 协助产妇产后尽早和宝宝接触及母乳喂养，因为宝宝吸吮乳房可以刺激产妇子宫收缩，避免产后出血。对于宝宝来说，可以及早复温，初乳营养价值高可以提高新生儿免疫力。丈夫的参与能促进夫妻及亲子关系更密切。

3. 完善宝宝出生的相关资料，为宝宝办出生医学证明做好准备。

✻ 第三十一课　患艾滋病、梅毒、乙肝的妈妈可以生健康宝宝吗？

每一个家庭都希望出生的宝宝健康平安，对于患有传染性疾病的孕妇来说，当然也希望能生育健康的宝宝。有些患有传染病的女性，因为怕传染给后代而不敢怀孕。其实，患有传染病的女性是可以生健康宝宝的。据统计，艾滋病母婴传播概率约为 30％，如果经过较好的联合治疗、产科干预（如妊娠 38 周时选择性剖宫产）和避免母乳喂养，传播率可降到 2％以下。梅毒的母婴阻断率为 90％，而乙肝经过正规治疗后母婴阻断率可达 95％以上。因此，只要做好母婴传播阻断措施，生育健康宝宝的概率是很大的。

◎ 剖宫产可以减少艾滋病、梅毒、乙肝的母婴传播吗？

和阴道分娩相比，通过择期剖宫产降低艾滋病毒垂直传播的有效率更高，但剖宫产不能减少梅毒、乙型肝炎病毒的母婴传播率。

◎ 分娩时要注意哪些事情?

1. 对于有艾滋病、梅毒、乙肝的孕妇临产后进入产房,应安排单独分娩间,尽量在房间内活动。

2. 孕妇在分娩时要保持良好平和的心态,好好配合医生及助产士。避免焦虑,如担忧宝宝是否会在分娩过程中被感染等。

3. 第一产程多采取自由体位,适量活动,避免产程过长。第二产程时正确使用产力,尽量避免进行有创操作,如会阴侧切等,减少难产及剖宫产的概率。

4. 给需要人工喂养的宝宝提前准备好奶瓶。对于需要隔离观察的宝宝,如感染梅毒产妇生育的宝宝,产妇应做好乳房护理,保持泌乳。

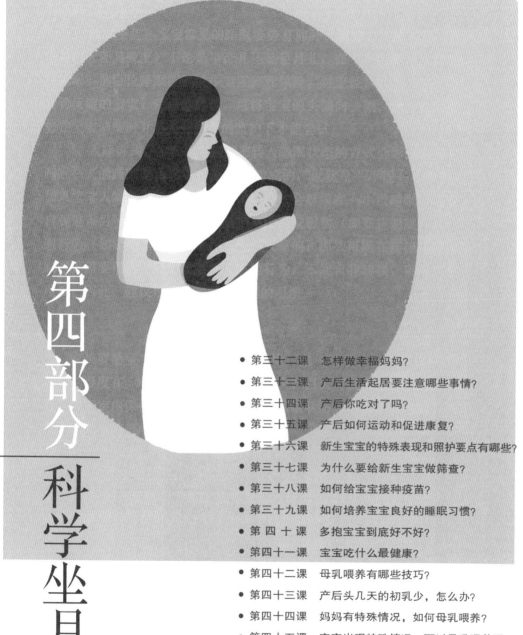

第四部分 | 科学坐月子

第三十二课　怎样做幸福妈妈?

有些产妇问,产后为什么总是心情不好? 为什么总是焦躁、没有耐心? 为什么会睡不着觉呢? 为什么应该高兴的事情,我却一点都提不起精神来呢? 她们会奋力抵抗这些感觉,却发现无能为力,又陷入自责、无助、愧疚的情绪里。其实,产妇可能出现了心理问题,这些心理问题可以在家人和医务人员的帮助下得到改善。

◎ 产妇常见的心理问题有哪些?

很多产妇在产后会经历一段短暂的情绪起伏期,会大哭,难过悲伤,抓狂暴躁,甚至歇斯底里,这些现象一般出现在产后 7 天之内,延续一周左右便会结束。产妇常见的心理问题有抑郁、焦虑、强迫,等等。

产后抑郁具体表现为心情不好,容易哭泣,敏感悲观,觉得自己什么都做不好,对自己没信心,很难感到开心快乐,不想说话,严重的甚至会出现厌世轻生念头。

产后焦虑常常表现为持续的紧张担忧,惶惶不安,总觉得不好的事情要发生,常感到无法呼吸,心跳加速,头晕目眩、双手颤抖,胃肠不适,害怕离开家或者独自一人。

产后强迫常常表现为虽然知道自己的想法或行为很荒谬并试着转移注意力,但总是受某种重复出现的想法的困扰,如过度担心宝宝或其他家人会受到有意或无意的伤害,多疑并过分害怕,有时为了避免受到伤害而故意去做或者回避某些事情,总是一遍又一遍地做某些特定的事情;一定要将物品按照某种顺序摆放,一遍又一遍地检查。

◎ 为什么产妇容易得抑郁症?

产后抑郁是一种由生理、心理及环境因素共同影响并作用的疾病。产后是女性一生中最艰难的时期,需要无微不至地照顾宝宝,一种巨大的责任感迎面而来,感觉难以招架。

产后抑郁的诱发因素主要有：体内激素失调，长期睡眠不足，身体疲惫不堪；照顾宝宝时缺乏经验、无从下手，自责、自我怀疑、没有信心；缺少家人或朋友的关怀，缺少理解和支持；既往有精神心理疾病史或有家族史等。

◎ 产后抑郁症有哪些表现和感受？

产后抑郁症的表现和感受有：①不管做什么都感觉很压抑；②常常不由自主地流泪；③大部分时间都觉得悲伤难过；④郁郁寡欢，愁眉苦脸；⑤焦躁易怒，对谁都没有耐心；⑥对什么都没有兴趣，很难感觉到开心快乐；⑦无法集中注意力，记忆力明显变差；⑧即使宝宝已经睡了，但还是失眠；⑨感到浑身无力，力不从心，体力不支；⑩没有胃口或者暴饮暴食；⑪有挫败感，对自己没有信心，自责，自我怀疑；⑫有无助感，感到未来没有希望；⑬即使身体已经恢复，也没有丝毫性欲；⑭感到永远也摆脱不了这种情绪；⑮受这些情绪的困扰，甚至会产生轻生念头。

有些产妇可能会觉得自己符合上述一两种症状，但不是持续的，且随着时间推移会减轻。如果产妇整天被这些情绪笼罩，且持续两周以上，就可能患上了产后抑郁症，应及时就医，寻求心理专业人员的帮助。

◎ 怎样预防产后抑郁症？

1. 多运动：即使是每天20~30分钟的低强度运动，如散步、做家务、种花等，也可以降低患抑郁症的风险；有计划的、中等强度的运动已经作为轻中度抑郁症的一线治疗推荐。因此，产妇在身体条件允许范围内，多散步、做瑜伽，或者做自己喜欢的能坚持的运动，对情绪稳定大有裨益。

2. 规律生活：好好吃饭、规律睡眠，尽量让生活保持秩序，如按时上下班、定期收拾房间、规律运动、读书、写日记等。空闲的时间可以重复体验那些熟悉的曾经带给我们积极体验的电影、电视剧或者音乐。关注在当下的生活，做当下能够做的事，能增加产妇对生活的掌控感，降低失控不安的感觉。

3. 优质社交：优质社交能提供有力的社会支持，有助于一个人的人格成熟。不同性格的人有不一样的优质社交方式。外向爱热闹的人喜欢呼朋唤友，内向文静的人可能喜欢邀一两个朋友相聚小酌。稳定的人际支持是我们抵挡抑郁的盾牌。

4. 自我减压：孕产期本就是身体不便、心理较为敏感脆弱的时期，对普通人或平日的自己来说"咬咬牙就过去"的压力，对产妇来说可能就是"压倒骆驼的最后一根稻草"。因此，有意识地远离可能给自己带来压力的生活环境或人际关系，适当认怂、示弱，而不要事事要强，不失为一种预防抑郁症的有效策略。

◎ 出现产后抑郁可以怎么做？

如果出现了产后抑郁，产妇首先要做的就是接受产后抑郁，不要回避和拒绝，明白自己这些痛苦的体验只是产后抑郁这个疾病的症状，相信产后抑郁是完全可以治疗的。可以常常提醒自己：现在困扰我的只是一些暂时的症状而已，随着时间的流逝和获得帮助，症状会慢慢消失，会恢复正常。每当出现"我为什么会这样"的想法时，要多想想"我能做什么"。

找时间照顾自己对产后抑郁患者来说非常重要，也是最困难的挑战。照顾宝宝、做家务或工作已经占据产妇相当多的时间和精力，以至于没有什么精力来照顾自己，还有很多人会觉得把自己的需求放在首位是不对的，但忽视自己将付出更高的代价。

产后抑郁患者要照顾好自己的身体和心理需求，具体可从以下几个方面着手：①重视自己的饮食和睡眠，像重视宝宝的饮食和睡眠一样重视自己的营养搭配，创造及争取适宜的睡眠环境及时间；②多多运动，每天练习 10 分钟瑜伽或者 20 分钟散步都可以；③自我减压，承认自己现在的虚弱，有意识地远离可能给自己带来压力的生活环境或人际关系；④向家人和朋友表达自己的无助和无力，真诚地请求帮助及照顾，自己调整不过来时求助心理医生，可以得到更加快速有效的指导建议。

◎ 产后抑郁症可以用药吗？

重度或有严重自杀倾向的产后抑郁症患者首选抗抑郁药物治疗。当前产后抑郁症使用最多的为选择性 5－羟色胺再摄取抑制剂（SS-RI），SSRI 类药物除氟西汀外在乳汁中浓度较低，导致宝宝出现相关不良反应的可能性较小。需要药物治疗的产妇，在专业人员指导下可以考虑继续母乳喂养。

◎ 出现了产后抑郁，丈夫能为妻子做什么？

产后是一个女性非常敏感脆弱的时期，在这个时期丈夫可以用一些简单、直接的方式来帮助妻子，即使在丈夫看来是微不足道的听妻子说话，对妻子来说也很重要，她会铭记在心，并在将来某个时间将对丈夫的感激都表达出来。以下是丈夫可以为妻子做的几件具体事情：

1. 倾听并理解：让妻子充分诉说她的想法和感受，即使一遍又一遍地听到同样的话也要耐心地倾听，尝试去理解她所说的话的背后隐含的情绪，比如妻子反复诉说怕自己奶水不够时，理解她的担忧和自责，回应她的情绪：我知道你很担心，有点害怕自己做不好，我们先努力，遇到困难可以寻求帮助，我会一直陪着你。

2. 给妻子多一点休息时间：鼓励她出门社交或者运动，或者安心地追个剧、泡个澡，或者将宝宝交给信任的人后，两个人找一些有趣的事情做。妻子需要一点时间照顾自己，以便从照顾宝宝的紧张疲惫中恢复过来。

3. 提供情感支持：常常告诉妻子你爱她，看到了她的辛苦，看到了她的进步和成长，会陪着她克服这些困难。如果说不出口也可以发信息，或者用一些小礼物来表达。处于敏感不自信状态的产妇需要不断确认丈夫在乎自己，重视自己，不会嫌弃自己或离开自己。

4. 关注自己的心理健康：宝宝的出生使家庭结构发生变化，对丈夫来说也是一个巨大的挑战，有许多具体的事物要去处理和应对，工作也很难停歇，这个时候丈夫也容易出现焦虑、愤怒、恐惧等负面情绪，也需要花点时间照顾、处理一下自己的情绪。丈夫对负面情绪的关注、接纳和积极处理，也会带给妻子更多的勇气去照顾自己的情绪和感受。

❋ 第三十三课　产后生活起居要注意哪些事情？

都说月子坐得好，妈妈身体恢复好。这究竟有没有道理？的确，产后妈妈的身体会发生一些生理变化，但不必过于紧张和担忧，只要注意健康的生活方式，妈妈们都能顺利度过这个特殊时期。

◎ 产妇的身体有哪些变化？

1. 产后，在妈妈的下腹部可以摸到一个又圆又硬、类似胎儿头部的物体，那就是子宫。产后第 1 天子宫底平脐；产后 10 天，子宫逐渐下降至骨盆腔内，在腹部触摸不到了；子宫的重量逐渐减少，由分娩结束时的 1000 克降到未怀孕时的 50～70 克；产后 6 周恢复到未孕期前的正常大小。

2. 乳房开始泌乳。分娩后，妈妈体内雌激素、孕激素和胎盘生乳素水平急剧下降，催乳素水平上升，乳房开始泌乳。宝宝吸吮乳头能促进乳汁分泌和喷出乳汁。若乳汁不能正常排空，可出现乳汁淤积，导致乳房胀痛及硬结形成。

3. 产后 1 周内皮肤排泄功能旺盛，出汗较多，睡眠和初醒时明显，这是正常的生理现象，不是病态的虚弱，只需注意补充水分，勤换衣物，避免受凉。

4. 分娩后外阴轻度水肿，于产后 2～3 日内逐渐消退。会阴部血液循环丰富，若有轻度撕裂或者会阴侧切缝合，多于产后 3～4 日愈合。

5. 产后 1 周内尿量增多，因为妊娠期内体内潴留的水分主要经肾脏排出。产褥期尤其产后 24 小时内，由于膀胱肌张力降低，对膀胱内压的敏感性降低，加上产程中会阴部受压过久、外阴伤口痛等，产后易出现尿潴留，第一次小便要在产后 4～6 小时排空。产褥期需要定时小便，排空膀胱。

6. 产褥期活动减少，肠蠕动减弱，加之腹肌和盆底肌松弛，容易便秘。应多吃蔬菜，尽早下床活动。

7. 产后腹壁明显松弛，一般在产后 6～8 周恢复。妊娠纹在产褥期会逐渐消退，原有的紫红色妊娠纹变为白色，成为永久性的白色妊娠纹。

8. 月经恢复及排卵时间受哺乳影响。哺乳的妈妈月经恢复的时间会推迟，有的哺乳期月经一直不来潮，平均在产后 4～6 个月恢复排卵。不哺乳的妈妈一般在产后 6～10 周恢复月经，产后 10 周恢复排卵。

◎ 产褥期和"月子"是一回事吗？

产褥期和"月子"不是一码事，"月子"是产褥期的关键时期。

产褥期是指从胎盘娩出至产妇器官（除乳房外）复原或接近正常未孕状态所需的一段时期，一般需要 6 周。"坐月子"是民间俗称，指产后 30 天的休养时期。产妇由于分娩时出血多，加上出汗、腰酸、腹痛，大量耗损体力，因此需要一段时间的休养，帮助身心恢复健康。恢复得好，对产妇和宝宝的健康和未来生活的影响是积极的、有利的；相反，如果恢复得不好，不仅会影响产妇的身心健康，还会给未来的健康生活埋下隐患。因此，产后"坐月子"是有必要的，但要科学地"坐月子"。

◎ "坐月子"期间，房间能开空调吗？

"坐月子"期间，房间里可以开空调，但要注意避免出风口止对产妇和宝宝。不论是冬天还是夏天，都应该合理调节房间里的室内温度，温度最好控制在 22℃～26℃，湿度在 50%～60%。室内每天通风 2 次，每次 30 分钟。

有的人在"坐月子"期间不管天气多热，房间都不开空调，这是一种非常不科学的做法，不利于产妇的身体健康。高温环境使体内余热不能及时散发，易引起中暑，严重的可能危及生命。新生宝宝体温调节中枢不完善，皮肤调温能力差，室温过高或过低都不利于宝宝的健康。

◎ 产妇的衣着要注意哪些？

由于产后出汗较多，皮肤上常有大量的汗液，而且乳房开始泌乳，很容易湿透衣服，所以产妇宜穿纯棉、吸湿透气性强的衣服，衣服要宽松、厚薄要适宜，还要勤洗勤换。哺乳期间，建议产妇佩戴合适的棉质、前开口的哺乳文胸，以支托乳房，预防乳房下垂。

◎ 仰卧不利于恶露的排出吗？

产后长期仰卧，可能会由于重力作用导致子宫后倾造成子宫后位，不利于恶露的排出，可能导致宫腔积血、产褥感染的风险增加。半卧位及侧卧位、早下床活动有利于恶露的排出。

◎ 产后恶露不干净怎么办？

产后随着子宫蜕膜的脱落，含有血液、坏死蜕膜等组织经阴道排出称为恶露。根据颜色、内容物及持续时间不同，正常的恶露可以分

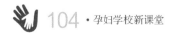

为血性恶露、浆液性恶露和白色恶露。恶露有血腥味，无臭味，一般持续 4~6 周，总量为 250~500 毫升。血性恶露在产后最初 3~4 天出现。浆性恶露在产后 4~14 天出现，持续 10 天左右。白色恶露在产后 14 天后出现，持续 3 周干净。

产后恶露不干净，多半是血性恶露多，持续时间长、恶露发臭、颜色暗褐、污浊，掉出膜样或肉样物，多因子宫复旧不佳，宫腔内有胎盘、胎膜残留或宫内感染所致，要及时去医院检查治疗。

◎ 产后 42 天一定要做复查吗？

产后子宫恢复至未孕状态的时间一般为 42 天。产后 42 天，产妇要到医院进行全身检查和妇科检查，查看身体恢复状况。

全身检查主要包括测量血压、脉搏，查血、尿常规，医生询问和了解产妇哺乳的情况，如果产妇在产前有内外科的合并症或者产科并发症，医生还会根据情况，酌情增加与疾病康复相关的检查内容。

妇科检查主要是观察和了解产妇盆腔内的生殖器官是否已经恢复到未孕状态。

◎ 产后什么时候可以有性生活？

产后 42 天，经过医生的全面健康检查，生殖系统恢复正常后方能开始性生活。

产后 42 天内忌性生活，因为子宫的创面及子宫复旧至少需要 6~8 周时间，过早性生活容易引起生殖器官感染及切口瘢痕撕裂。

◎ 产后如何科学避孕？

产后恢复性生活后，一定要注意做好避孕，因为无论是否月经复潮，都有排卵的可能。一旦怀孕做人工流产，子宫穿孔或破裂的危险性增加，尤其是剖宫产后的风险更大，因为哺乳期子宫质地非常柔软。

产后选择避孕方法要满足三个条件，即安全且高效、不抑制乳汁分泌、不影响宝宝健康。

未采用其他高效避孕措施前，每次性生活都正确使用避孕套；规律口服单纯孕激素避孕药；女性可以上环（又称宫内节育器），一般顺产的产妇在产后 42 日恶露干净，会阴伤口愈合，子宫恢复正常就可以上环，剖腹产的 6 个月后可以上环，最佳的上环时间是月经恢复后；

105

3~5年内无再生育要求的产妇，可注射长效避孕针或皮下埋植避孕剂，停止注射后6~10月恢复生育能力，取出皮下埋植的避孕剂后3~6月恢复生育能力。如果未采取避孕措施，事后72小时内口服单纯孕激素紧急避孕药，或5天内上环作为补救措施。

哺乳避孕方法必须同时严格满足三个条件：①月经尚未恢复；②完全纯母乳喂养，无辅食添加，不给宝宝喂其他食物包括水，需要维持较高母乳喂养频率，白天两次哺乳时间间隔不超过4小时，晚上两次哺乳时间间隔不超过6小时；③产后6个月内。如果以上三个条件中有一个发生变化，则意外妊娠的可能性大，应采用其他节育措施。

◎ 剖宫产术后如何预防伤口感染？

注意观察伤口周围有无红肿、硬结、渗液等，出现异常应该马上就医；在术后1周伤口无异的情况下常可去除敷料，伤口无需特殊处理，保持干燥；若伤口需要拆线，则应遵守医嘱，按要求按时到医院拆线。

回家后可先用温水擦浴，1周左右可洗澡，采用淋浴方式，注意防滑，5~10分钟时间即可。

❋ 第三十四课　产后你吃对了吗？

产妇一定要多吃饭菜且要多喝汤才会有奶吗？究竟怎样吃是最科学的？

◎ 顺产后怎么吃？

产后尽早进食不仅利于产妇康复，也能促进乳汁分泌。顺产后产妇可以马上进食，但是刚生完宝宝时，体力消耗较多，会影响食欲和进食，可以为产妇提供一些比较清淡、可口的食物，包括清淡的稠粥、面条、细嫩的肉、鱼、奶类等，或者可以根据产妇的饮食喜好来准备些食物，避免高糖、高油的食物。待产妇的体力和食欲恢复，可以按照哺乳期膳食来安排每日饮食。具体怎么吃可以参照中国哺乳期妇女平衡膳食宝塔（图4-1）。

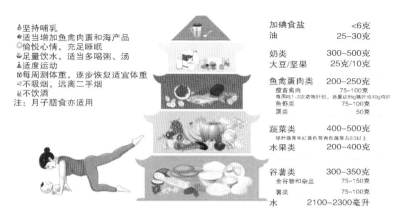

坚持哺乳
适当增加鱼禽肉蛋和海产品
愉悦心情,充足睡眠
足量饮水,适当多喝粥、汤
适度运动
每周测体重,逐步恢复适宜体重
不吸烟,远离二手烟
不饮酒
注:月子膳食亦适用

加碘食盐	<6克
油	25~30克
奶类	300~500克
大豆/坚果	25克/10克
鱼禽蛋肉类	200~250克
瘦畜禽肉	75~100克
每周吃1~2次动物肝脏,总量达85g猪肝或40g鸡肝	
鱼虾类	75~100克
蛋类	50克
蔬菜类	400~500克
绿叶蔬菜和红黄色等有色蔬菜占2/3以上	
水果类	200~400克
谷薯类	300~350克
全谷物和杂豆	75~150克
薯类	75~100克
水	2100~2300毫升

图 4-1 中国哺乳期妇女平衡膳食宝塔

◎ **剖宫产后如何吃?**

剖宫产手术影响胃肠蠕动,需要禁食 6 小时,待通气(俗语就是产后第一次打屁)后才能吃。

产后 6 小时可以少量多次进食米汤、稀面汤、蔬菜汤,还可以喝陈皮水,帮助排气;禁食奶制品、豆制品、洋葱、萝卜、红糖水或其他过甜食物,因为这些食物都会产气,影响通气。

通气后改为半流质食物或软饭。主食如粥类、松软的馒头、面条、蒸软米饭等;蔬菜如含粗硬纤维较少的胡萝卜、冬瓜、菠菜、圆白菜等,切碎制软;蛋类如蒸蛋羹、蛋花汤等;奶类如牛奶、酸奶、奶酪;肉类如嫩肉丝、肉末、肉丁、细碎的鱼虾;豆类如豆浆、豆腐脑、豆腐汤等;水果可制成水果泥。

根据产妇的胃肠适应情况,逐渐恢复到普通膳食。烹调方式建议采用清蒸、炖、煮、煨、急火快炒、凉拌、热拌,不宜采用煎、炸、熏、烤的烹调方式。烹调中做到少油少盐、避免辛辣生冷等刺激食物。

不管是半流质食物、软饭还是普通膳食,能量和营养都要满足产妇需求,每顿饭搭配保证有主食、蔬菜、蛋类或肉类。

◎ **什么是平衡膳食?**

平衡膳食是指膳食中所含的营养素种类齐全、数量充足、比例适当,膳食中所供给的营养素与机体的需要保持平衡。

平衡膳食的特点有:①膳食中应该有多样化的食物。如肉再好也没有蔬菜水果里的丰富维生素和膳食纤维,按照量化数据,每天需要

12 种以上食物，每周需要 25 种以上的食物；②膳食中各种食物的比例要适当，如每个正餐的主食、肉类、蔬菜类占餐盘的比例为 1/4、1/2、1/4；③膳食营养素与机体的需要平衡，不同年龄、不同孕期的孕妇需要的营养素不太一样，如哺乳期需要的能量、蛋白质、钙、铁等要比平时需要量更多。

◎ 月子餐有用吗？

营养搭配均衡的月子餐，一方面可以补偿在怀孕期间以及分娩过程中身体的损耗，帮助恢复身体的功能；另一方面可以为产妇的乳汁分泌打下营养基础，更好地哺育健康宝宝。

◎ 补血的食物有哪些？

贫血的种类很多，与食物中营养素水平有关系的有两种，一种是由于缺乏铁元素引起的缺铁性贫血，另一种是由于缺乏叶酸、维生素 B_{12}、维生素 C 引起的巨幼红细胞贫血。

富含血红蛋白铁（容易被人体吸收的铁）的食物有动物食品，特别是红肉（猪肉、牛肉、羊肉）、动物血、动物肝脏；像菠菜、苋菜、红枣、樱桃等植物性食物，虽然铁含量高，但吸收率非常差，对改善缺铁性贫血几乎没有什么作用。富含叶酸的食物有花椰菜、莴苣、柑橘、芹菜、梨、香蕉等。富含维生素 B_{12} 的食物主要是动物食品，包括肉类、动物内脏、鱼、禽及蛋类。富含维生素 C 的食物有新鲜的蔬菜水果，如青椒、卷心菜、西红柿、橙子、猕猴桃，等等。

◎ 防便秘的食物有哪些？

产妇在喂奶期间应该喝足够多的水，包括白开水、牛奶、汤等，每日喝水量应达到 3000 毫升以上。预防便秘的食物主要是含有膳食纤维特别是可溶性膳食纤维丰富的食物，如蔬菜（特别是瓜类和菌菇类蔬菜）、水果、杂粮、杂豆类。除了在饮食方面要注意，还可进行适当的运动，促进胃肠蠕动，预防便秘。

◎ 产后可以喝甜酒吗？

哺乳期完全不能吃的食物不多，但是含酒精的食物是其中最重要的一种，建议哺乳期最好不要吃含酒精的食物。酒精作为小分子物质，

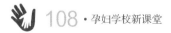

非常容易从产妇的血液中进入乳汁，会对宝宝的心脏、肝脏造成损害，还会影响神经系统，导致宝宝异常兴奋甚至睡眠混乱。因此，喂奶的产妇最好不要接触各种酒类或者含有酒精的食物。

甜酒也叫糯米米酒，是用蒸熟的糯米拌上酒曲经过发酵而成，在发酵的过程中会产生一定量的酒精。用甜酒冲鸡蛋的过程中，虽然加热会使酒精挥发掉一部分，但很难保证能将甜酒里的酒精完全挥发掉。因此，为了避免酒精对宝宝的伤害，产妇尽量不要喝甜酒。如果实在抵挡不住甜酒的诱惑，怎么办？没关系，偶尔喝上一次也不用太紧张。此外，爱喝甜酒的产妇可以在喝甜酒之前先给宝宝喂奶，等喝完甜酒之后，再过 1~2 小时给宝宝喂奶，留出充足的时间让体内的酒精代谢完。

◎ 产后可以喝红糖水吗？

从中医角度看，红糖具有活血化瘀、温经止痛的作用。产后适当喝一些红糖水，能够促进宫腔内的瘀血顺利排出，有利于子宫的复旧，但一般红糖水喝 3~5 天即可，不要超过 1 周，因为时间太长容易导致恶露不干净。

从营养成分来看，红糖水能够快速地被人体吸收，给人体提供适当的能量。产妇消化功能尚未完全恢复，可适当喝一些红糖水来增加能量、补充体力。红糖水主要成分是葡萄糖，很容易升高血糖，对于孕期有妊娠期糖尿病或者是糖尿病合并妊娠的产妇，特别是血糖控制不好时，产后最好不要喝红糖水，以免导致血糖升高。

◎ 产后能吃水果吗？

有的长辈认为水果是寒凉食物，产妇不能吃，吃了不利于虚弱身体的恢复，这是没有科学依据的。

水果含有丰富的维生素、矿物质、膳食纤维，对保证维生素的摄入、预防便秘有很好的作用，不仅可以吃，还要保证每天都吃，且水果种类越丰富越好。产妇不吃水果很容易造成便秘、痔疮等问题，而且可能造成微量营养素比如维生素 C、钾等的缺乏，甚至影响母乳的质量。

产后每天的水果量为 200~400 克，即 1~2 个拳头大小。在寒冷的冬天，如果觉得水果冰凉，可以用温水热一下再吃，避免太冰凉引起肠胃不适。另外，不建议把水果蒸煮一下再吃，因为在高温蒸煮的过程中，维生素容易被破坏。

◎ 产后能喝冷饮吗？

有的人担心冷饮会降低胃肠温度，影响器官功能，事实上人是恒温动物，肚子里的温度也是人体的核心体温，是恒定的，包括胃肠在内的腹腔内脏器的温度也是恒定的，不会因为喝了一点冷饮就会影响人的体温。

但是，产妇喝冷饮时需要特别注意食品卫生，因为在冷饮中可能存在李斯特菌。李斯特菌耐寒，特别容易存在于冷饮中，包括冰箱里未包装或包装不严的牛奶、没有经过高温消毒的奶酪以及久存冰箱的各种食品都可能有相关风险，李斯特菌会造成食物中毒，引起胃肠炎、心内膜炎甚至脑膜炎等严重的后果。因此，选择冷饮时一定要注意选择正规的品牌、包装完好严实的。另外，对于有些产妇来说，可能直接接触冰冷的食物会有胃肠不适，这种情况最好不要喝冷饮。

◎ 产后喝汤有哪些讲究？

母乳中88％是水分，产妇在喂奶期间，每天要保证足够多的水量，喝汤是增加水分的好办法。

产妇在喝汤时要注意：①不要喝太油腻的汤，如猪脚汤、骨头汤、鸡汤、猪肚子汤等，这些汤在制作的过程中炖出来很多油，油过多容易让产妇长脂肪、长体重，喝这些汤前可以先去掉一些油或者用吸管喝；②不要只喝汤、不吃内容物，汤除了油脂、盐分多以外，其他营养成分是非常少的，如骨头汤里的钙非常少；③正餐时不要喝过多的汤，以免影响正餐吃饭、肉、菜的量，清淡的汤可以在两餐之间作为加餐时喝。

◎ 吃鹅蛋可以帮助宝宝去胎毒吗？

以前胎毒这一说法在南方比较盛行。那时候的人普遍认为南方气候湿热，容易导致内热体质，宝宝有胎毒，出生后皮肤容易长疮、红疹、湿疹，于是各种清胎毒方式应运而生，其中包括吃鹅蛋。这些都是没有科学依据的。

民间常说的胎毒是指新出生的宝宝出现红斑、湿疹等皮肤问题。其实新生宝宝长红斑是一种正常的生理现象，1～2天会自然消失。

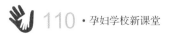

◎ 产后可以吃人参、鹿茸等补品吗？

人参、鹿茸都是我国传统滋补药材，因为可以入食而成为药膳。但是，普通大众难以判断自己的体质是否适合吃某类药膳，建议想吃药膳进补的产妇，就医后请医生开药膳处方，并按照医生要求定时复诊和更换药膳处方。

◎ 产后哪些食物不能吃或要少吃？

产后跟孕期一样，饮食最重要的是营养均衡，食物种类要多样化，但是有一些食物是不能吃或者要少吃的，如酒及含酒精的食物、高糖和高油脂的食物等，基本上跟孕期的膳食建议类似。

第四部分 科学坐月子

✳ 第三十五课　产后如何运动和促进康复？

随着宝宝的出生，妈妈开始产后生活，妈妈要面对产后的劳累，面对还没有恢复平坦的腹部，甚至有的妈妈可能发生伤口愈合不良、慢性腰背痛、盆底功能障碍等情况，妈妈可能会有情绪的波动。产后如何重新认识自己，及时进行一些科学的运动和康复治疗，促进身体更好、更快、更全面地康复？

◎ 如何促进体形恢复？

1. 母乳喂养：喂母乳的产妇减重速度比没有喂母乳的快。

2. 饮食控制：产后应注意控制热量，尤其要减少摄入热量高的食物。

3. 运动瘦身：产后适时且坚持做一些运动，可防止身材变形，塑造窈窕身材。

◎ 顺产后什么时候可以运动？

顺产后运动视产妇的身体状况而定。若顺产后无出血等异常状况，产后就可以做简单的活动，如下床走动、用餐、如厕等。

产后头3个月，主要做一些轻松简单的动作。运动项目包括骨盆底部肌肉训练、腰腹部肌肉激活训练（如腹式呼吸）等。产后运动从

111

最简单的运动做起，产妇根据自己的身体状况决定运动量的大小，以不累不痛为原则，根据个人体能逐渐增加运动量。

◎ 剖宫产后如何运动？

剖宫产后 24 小时，产妇不论用餐、如厕都可在床上进行。若身体情况良好，产妇可下床适当走动，帮助肠蠕动，减轻腹胀以及预防血管栓塞。由于伤口尚未愈合，前几天活动时可以使用腹带支托伤口，以减轻伤口疼痛。

剖宫产后头 3 个月，伤口恢复情况良好时，产妇可以尝试开始一些简单、强度不大的产后运动项目，运动量根据个人体能而定。

◎ 产后运动要注意哪些事项？

产后运动要注意的事情有：①运动前排空膀胱；②选择在硬板床或瑜伽垫上做运动；③穿宽松或弹性好的棉质运动衣裤；④避免于空腹、饭前饭后 1 小时做运动；⑤注意运动场所空气流通；⑥运动后若有出汗，需适当补充水分，及时更换衣服；⑦所有运动要配合呼吸，缓慢进行，以增加耐力；⑧每天早晚进行，次数由少渐多，持之以恒，切勿勉强或过度劳累；⑨若有恶露增多或疼痛增加，需暂停运动，必要时及时就医，等恢复正常后再开始运动。

◎ 母乳喂养会使妈妈身材走样吗？

母乳喂养不但不会使妈妈身材走样，还会带来意想不到的惊喜。

母乳中含有宝宝生长发育所需要的水、蛋白质、脂肪等成分。母乳喂养不仅对宝宝有利，而且可以减少妈妈体内脂肪的堆积和过多的水分，促进妈妈恢复身材。奶水也是能量，妈妈把自己的能量源源不断地输送给宝宝，自己身体消耗的热量也会随之增多。

当然，母乳喂养的过程中，妈妈也要注意合理饮食、适度运动、保持好心情、科学睡眠。

◎ 如何保持妈妈的乳房不下垂？

妈妈的乳房分泌乳汁，让宝宝吸出，然后再分泌再吸出，这个过程对乳房是很好的锻炼，可以让乳房更加健美。

哺乳时，要注意让宝宝交替吸吮双侧乳房，一侧吸空后再吸另一侧，这样可使每一侧乳房均匀接受哺乳。只要喂养方法科学，即使母乳喂养时间超过一年，断奶后也不会导致乳房变形下垂，乳房仍然会保持丰满。当然，有几点需要注意：①使用支撑性能良好且舒适的内衣；②参加适量有氧运动，保持健康均衡的饮食，维持健康体重，避免体重变化过速；③辅助锻炼胸肌的运动，也可以帮助改善乳房下垂的现象；④必要时到正规医疗保健机构进行胸部护理。

◎ 如何促进子宫康复？

促进子宫康复注意：①产后多休息，避免过早劳动，因为产后盆底韧带松弛容易出现子宫脱垂的情况；②加强营养，多吃一些高蛋白、低脂肪、高维生素饮食；③注意保暖，避免受凉；④在医生指导下，吃一些活血化瘀、促进子宫收缩的中药，如益母草等；⑤产后禁止性生活及盆浴 6 周，避免因上行感染而导致子宫内膜炎症及产后出血的发生。

◎ 产后如何启动盆底肌训练？

大多数产妇可以在分娩后第二天开始启动盆底肌训练，但是阴道或者盆底肌有严重裂伤的产妇需等到产后 6 周检查，咨询医生可以做盆底肌训练之后再进行。

首先找到盆底肌收缩的感觉。利用手指"触诊"帮助感知盆底肌收缩；或者小便时，通过尝试中断尿流，感受盆底肌收缩的感觉，继续排尿，感受盆底肌放松的感觉。

开始训练的时候，可以舒适地平躺在垫子上或者床上，熟练掌握后，可以在日常生活中随时进行训练。

仰卧，屈膝，身体自然放松，将双手放于小腹上（图 4-2）。

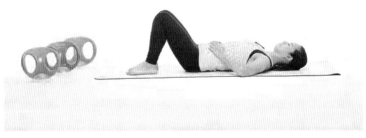

图 4-2　双手放于小腹上

轻轻地呼气并进行盆底肌收缩，像要中断尿流的感觉。尝试盆底肌收紧保持 3 秒，同时慢慢地大声数"1，2，3"，然后，放松盆底肌，再进行 3 个快速的缩放练习，轻轻地收紧盆底肌接着放松，同时大声数"1－放松，2－放松，3－放松"，确保两次快速缩放之间盆底肌有放松，再放松 6 秒，为一组。

第 1 个星期：盆底肌收紧提升保持 3 秒，然后做 3 个快速缩放，为一组，组间休息 6 秒，重复 10 组，每天训练 3 次。

第 2 个星期：进阶到盆底肌收紧提升保持 4 秒，然后做 4 个快速缩放，为一组，组间休息 8 秒，重复 10 组，每天训练 3 次。

第 3 个星期：进阶到盆底肌收紧提升保持 5 秒，然后做 5 个快速缩放，为一组，组间休息 10 秒，重复 10 组，每天训练 3 次。后续的练习按照这样的方式持续进行。

产妇学会正确的呼吸技巧和有效地启动盆底核心肌肉，将有助于恢复富有弹性的盆底肌和健康的身体。

◎ 产后可以做瑜伽吗?

产后可以练瑜伽，但要采用循序渐进的方式进行练习。产妇开始练习瑜伽的时间要根据身体恢复状况来定。在身体状况允许及医师或瑜伽老师指导下，抓住产后最佳恢复期及早开始瑜伽运动，对产后的恢复有很大的帮助。顺产后 4~6 周即可开始做瑜伽，而剖宫产后要在 6~8 周以后，在伤口愈合的情况下才能练习瑜伽动作，之前可以选择静坐、冥想、呼吸调整等瑜伽方法。

产后瑜伽的好处有：①可减少腰腹臀大腿的赘肉，促进产后形体恢复；②促进子宫收缩，加快修复，增强骨盆底肌肉张力；③舒缓因孕期生理上的改变而产生的颈肩背腰疼痛；④调整产后心理压力，避免产后抑郁症的发生；⑤促进血液循环和刺激乳腺管通畅，刺激母乳分泌。

产后练习瑜伽的注意事项有：①顺产后 4~6 周或剖宫产后 6~8 周，产妇无不适症状就可以开始瑜伽课程的练习；②练习瑜伽前给宝宝喂奶，练习瑜伽 1~2 小时后再给宝宝喂奶；③练习瑜伽前 1 小时和练习后半小时不宜进食，练习前适当做暖身动作；④产妇应穿宽松舒适的衣服，最好是瑜伽服；⑤练习过程中，如果感觉身体不适，应及时和老师沟通，暂停练习，稍作休息后无不良反应才可以继续练习。

◎ 如何进行卵巢保养?

1. 保证足够的睡眠:想要拥有完美的肌肤,就要早睡早起,不要熬夜。成年女性保证睡眠 8 小时左右。充足的睡眠不仅会保养肌肤,还会保养卵巢。

2. 合理的饮食习惯:合理的饮食,可延缓衰老,保养卵巢,适当多食用高蛋白质和维生素食物,如多喝牛奶,多吃鱼、虾、大豆等食物,多吃蔬菜水果,不吃或少吃辛辣、油腻、刺激性和生冷的食物。

3. 良好的生活习惯:生活规律,进行适当体育锻炼,注意休息。不吸烟或不被动吸烟,不喝酒,不随便服用药物,在专科医生指导下才能使用药物。

4. 善于调节好情绪:人在情绪轻松愉快时,脉搏、血压、新陈代谢等各项指标都处于平稳协调状态,体内的免疫活性物质分泌旺盛,抗病能力增强。

5. 产后坚持母乳喂养:尽量延长哺乳时间,可调节卵巢功能,预防卵巢癌等疾病发生。

◎ 什么是腹直肌分离?

妊娠时,尤其是到了妊娠晚期,随着子宫内胎儿逐渐长大,增大的子宫会使腹壁扩张延伸,腹直肌会从腹中线也就是腹白线的位置向两侧分离。正常情况下,产后腹壁会逐渐恢复,腹直肌会再次向中线靠拢,通常半年到一年即回到原先位置。但如果出现腹壁本身薄弱、或者双胞胎、胎儿过大、羊水过多或者多次生产等情况,产后半年腹直肌仍然不能回到原先位置的称为产后腹直肌分离症。

产后腹直肌分离是可以预防的。平日注意适当锻炼,怀孕时避免多胎、巨大儿等宫体过大的因素,有助于预防产后腹直肌分离症。同时,产后进行正确的锻炼也能使腹壁尽快复原,避免腹直肌分离的加剧。

◎ 腹直肌分离需不需要修复?

产后被拉伸的腹直肌及白线会慢慢回缩。大多数产妇的腹直肌分离现象会在产后 6 个月内自行消失,大约 1/3 的女性不能自行改善,如果到产后 6 个月时腹直肌仍然是分离的,就可能患上了产后腹直肌分离症。在产后 6 个月到 1 年之间进行适当的康复治疗可加速恢复，重度分离者可通过手术等方法修复。

由于腹直肌分离、腹白线变宽，腹白线上的脐孔处最薄弱，所以脐孔常会隆起，外观上如同脐疝一般。产妇腹壁松弛膨隆，平卧做卷腹动作时可触及两侧腹直肌之间有纵向的、凹陷的深"沟"存在，感觉手指可插入患者的腹腔。部分产妇没有意识到腹直肌分离的存在，采用仰卧起坐等不正确的锻炼方法，最终导致分离的程度进一步加重。因此，在开始训练之前，腹直肌分离的检查非常重要。

通过体检可以了解两侧腹直肌之间的宽度，如 CT 可以更准确地测量腹直肌分离的宽度和长度。产妇也可以用如下方法进行自我检查（图 4-3）：仰卧位两腿弯曲，暴露腹部，做抬头腹直肌收缩的仰卧卷腹动作，一只手从上向下用手指垂直下探，如有腹直肌分离存在，手指可探入腹腔，感觉有深沟存在。同时可以测量两侧腹直肌之间的距离。正常人没有深沟存在，腹直肌两侧之间的宽度不超过 2 指。

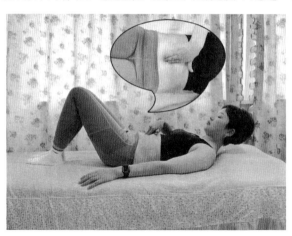

图 4-3　自我检查两侧腹直肌之间的宽度

◎ 要不要做盆底肌康复锻炼?

产后一般会出现盆底肌的损伤，主要原因有两个，一是随着孕周的不断增加，子宫会不断增大，对盆底组织纤维形成较长的压迫现象；二是分娩过程中，盆底肌和阴道间筋膜以及子宫韧带和耻骨尾骨肌纤维长时间受压而过度伸展，逐渐变薄，甚至出现断裂的现象。正常情况下，这些组织纤维会对盆腔脏器组织形成一个很好的支撑和固定作用，若这些肌肉筋膜组织出现损伤，就会出现盆腔脏器脱垂、阴道松弛甚至尿失禁等情况。很多人认为顺产才会出现这种情况，剖宫产不会。其实，不管是顺产还是剖宫产，都会出现上述情况。产妇应根据自己的情况，适当做盆底肌康复锻炼。

首先，产后 42 天要及时复查，进行盆底肌肉的评估，明确盆底肌受损的程度，以及有无脏器脱垂等情况，根据检查制定合理的锻炼方案。

一般对于轻度损伤伴随阴道壁膨出或者子宫脱垂的产妇，推荐进行盆底肌肉训练，主要是自主反复进行收缩肛门及阴道的动作，这个训练比较简单，任何时间地点都能做。

对于伴随有尿失禁症状的产妇，可以辅助进行盆底的电刺激及磁刺激。电刺激的原理是通过电极对阴部及盆腔神经发射电刺激或对神经肌肉的直接刺激，唤醒部分因受压而功能暂停的神经细胞，促进神经细胞功能的恢复，加强盆底肌肉的强度。另外，生物反馈辅助治疗也能有效地控制或改进不良盆底肌肉收缩。

✳ 第三十六课　新生宝宝的特殊表现和照护要点有哪些？

照顾新生宝宝看似很难，其实新手爸妈只要多了解新生宝宝的生理特点，让宝宝吃好、睡好，处于安全、舒适的环境，照顾起来就会得心应手。

◎ 新生宝宝有哪些特殊的生理现象？

宝宝上腭中线和齿龈部位有散在的黄白色的米粒大小隆起颗粒，这是上皮细胞或分泌物积留所致，于生后数周或数月自行消失，属生理现象。

宝宝鼻尖、鼻翼、颜面部有米粒大小黄白色皮疹又叫粟粒疹，这是皮脂腺堆积的结果，脱皮后自然消失。

宝宝出生后 1~2 天，在头部、躯干及四肢出现大小不等的多形状斑丘疹，称为新生儿红斑，可能与受到空气、温度、洗涤剂等刺激有关，不需要特殊处理，一般 1~2 天后自然消失。

部分女宝宝在出生后 5~7 天可见阴道流出少许血性分泌物，大约持续 1 周,这是母体雌激素中断所致,又称为"假月经"。注意保持宝宝会阴部的清洁。

宝宝出现乳房增大,无论男女均可发生,出生后 4~7 天出现,如蚕豆或核桃大小,这是受妈妈体内激素的影响,多在 2~3 周后消退,不需要处理,但是不能挤压,以免感染。

◎ 宝宝出生后头几天体重会下降吗?

宝宝出生后头几天由于吃奶量少、胎便排出、水分丢失等导致体重逐渐下降,3~4 天降至最低点,一般为 3%~9%,7~10 天恢复至出生时体重。如果体重下降超过 10% 或者第 10 天未恢复到出生体重,则应到医院就医。产后合理喂奶,可以减少或避免生理性体重下降的发生。

◎ 大头宝宝更聪明吗?

有人说,头越大,脑容量越大,脑细胞的数量也越多,就越聪明。头围反映的是脑和颅骨的发育程度,宝宝的头围是有一定标准的。出生时头围一般为 33~34 厘米。如果出生时头围<32 厘米,即为"小头畸形",大脑发育不全时头围常偏小。如果宝宝的头围超过一般宝宝的头围,或者在短时间内增长明显,经常性不分白天黑夜哭闹,伴有抽搐、呕吐等症状,就需警惕佝偻病、脑积水或脑肿瘤等疾病,家长需尽快带宝宝到医院就医。

◎ 如何注意环境卫生和手卫生?

宝宝的居室应阳光充足,通气良好,温度适宜。要勤开窗、通风,每天至少通风 30 分钟。通风时,应把宝宝抱到其他房间,以防宝宝感冒。

玩具以及家居表面、地面宜湿抹、湿拖,避免灰尘扬起;及时清洗衣服、被褥等,尽量在阳光下晒干。

家长从外面回家后、接触宝宝前使用流动水洗手,洗手时使用肥皂或洗手液,洗手时间不少于 20 秒。避免有感冒和发热症状的人接触宝宝。

◎ 如何给新生宝宝保暖？

宝宝出生后，外界环境温度明显低于妈妈子宫内温度，要注意给宝宝保暖。冬天和春天，室温一般调节在 20℃～22℃，湿度 55%。天气寒冷时给宝宝戴帽子，根据室温增减衣服。不建议用热水袋、电热毯给宝宝保暖。夏天不要保暖过度，以免引起发热、脱水等情况。

◎ 如何做好宝宝的脐部护理？

新生宝宝的脐部如果护理不当，病原菌可从此处侵入导致感染。因此，宝宝出生后必须做好脐部护理。

脐部护理有以下三大要点：

1. 保持脐部清洁干燥：每日沐浴后先用干棉签蘸干脐部水分，再用 75% 乙醇或碘伏棉签轻柔擦拭脐带根部及脐周皮肤。

2. 避免摩擦：日常生活护理注意尿片或尿裤不要覆盖脐部，避免摩擦脐部，避免大小便污染脐部。

3. 保持透气：脐部不要包扎，脐带创面不要用面霜、乳剂及油类涂抹，避免导致脐部感染。

如果脐部有红肿或脓性分泌物，可能是脐部感染，一定要及时到医院处理。

◎ 如何做好宝宝的臀部护理？

1. 为减少皮肤与大小便接触时间，应勤换尿片，通常建议每 2～3 小时换一次。

2. 更换尿片时，要先用清水清洁臀部，再擦干臀部。

3. 为了避免大小便直接刺激皮肤，可在擦干水分后使用皮肤保护剂，如鞣酸软膏及含凡士林成分的护臀膏等，注意涂护臀霜时应厚薄适当，有效隔离大小便的刺激。

若宝宝出现红屁屁，则更要做好臀部护理。如果出现皮疹或皮疹中出现水疱、溃疡及开始化脓，以及出现发热等情况，应及时就医，在医生指导下治疗。

◎ 如何呵护新生女宝宝的外阴？

1. 注意及时更换尿裤，如果更换不及时，女宝宝小阴唇容易受到污染刺激。

2. 给女宝宝清洗外阴时，要从前向后清洗，按照尿道口—外阴—肛门的顺序，避免污染尿道口。

3. 每次大便后清洗外阴，避免过度清洗。

◎ 什么是生理性黄疸？

大约 80% 的正常新生宝宝出生后会出现黄疸，足月宝宝出生后 2~3 天出现黄疸，4~5 天时黄疸颜色最深，5~7 天时黄疸逐渐消退，足月宝宝黄疸一般不超过 2 周，早产宝宝不超过 4 周。

宝宝除了黄疸外，吃奶、睡眠、大小便都正常，这种生理性黄疸不需要特殊处理。因为宝宝在妈妈子宫里时的红细胞数量多，出生后大量的红细胞被破坏，引起黄疸的物质胆红素生成较多，而宝宝的肝脏功能不成熟，不能及时处理胆红素，所以出现生理性黄疸。

◎ 如何观察宝宝的黄疸？

在自然光线下，肉眼观察宝宝的黄疸，根据黄疸的分布情况，可以粗略判断宝宝的黄疸指数（血清胆红素水平）。如果黄疸仅限于头面部，胆红素值为 6~8 毫克/分升。如果胸部皮肤黄染，胆红素值为 9~12 毫克/分升。如果腹部及大腿皮肤黄染，胆红素值为 12~16 毫克/分升。如果全身及手足心黄染为重度黄疸。

监测黄疸的最好方法是带宝宝去医院测量黄疸指数。严重黄疸可引起脑损伤，家长一定要引起重视。

以下情况为病理性黄疸：①出现时间早，生后 24 小时内即出现黄疸；②程度重，呈金黄色或黄疸遍及全身，手心、足底亦有较明显的黄疸或血清胆红素大于 12.9 毫克/分升；③进展快，每天升高 > 5 毫克/分升；④持续时间长，足月儿超过 2 周、早产儿超过 4 周，或黄疸仍持续不退、黄疸退而复现，并进行性加重者。如果怀疑是病理性黄疸，就需立即去医院就诊。

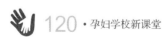 第三十七课　为什么要给新生宝宝做筛查？

宝宝出生以后，我们只能查看他的身体四肢、头部五官的外观是

否正常，但是不知道宝宝的听力、视力是否完全正常，更不清楚宝宝是否有某些遗传性疾病，等等，因此，宝宝出生后一系列的相关筛查就显得特别重要了。

◎ 为什么要给新生宝宝做听力筛查？

新生宝宝不会说话，我们通过日常观察宝宝听觉反应，很难判断宝宝听力是否正常，更无法查出宝宝的轻中度听力损失以及单耳听力损失，若等到宝宝2~3岁时才发现，则为时已晚。现在的技术条件下，因耳聋而影响宝宝语言发育的严重程度不是取决于耳聋是轻度还是重度，而是发现和治疗干预的早晚，发现得越早越好，哪怕是极重度聋的宝宝，若发现得早，通过及时采取一系列措施，也可以和正常的宝宝一样入学、生活。

目前新生宝宝听力损失的发病率为1‰~3‰，是发病率高的先天性疾病之一。新生宝宝听力筛查是早期发现、早期诊断、早期干预听力损失的重要方法。国家推行对所有新生宝宝实施听力筛查。

◎ 怎样配合完成宝宝的听力筛查？

新生儿听力筛查是通过使用安全、快速、客观的听力测试仪器来检查宝宝听觉系统发育情况的一种技术，无痛感、无辐射等其他副作用。

新生儿听力筛查通常需要宝宝在安静、睡眠的状态时进行测试。首先尽量让宝宝在筛查前吃饱，及时更换尿不湿，保持宝宝干净清爽，让宝宝有一个舒适的环境，最好让其进入安静睡眠状态。在筛查人员对宝宝进行筛查的时候尽量不要发出声音，保持环境安静。

宝宝出生以后让他多吸吮，可以促进中耳羊水排出、调节中耳气压，减少听力筛查不利因素的影响，这样有助于顺利通过听力筛查。

◎ 听力筛查未通过有哪些原因？

新生儿听力筛查结果有"通过"和"不通过"两种。"不通过"可能是宝宝听力有问题，也可能是宝宝的耳道被胎脂、胎粪、分泌物阻塞，耳道塌陷，中耳羊水等未完全吸收或排出，环境噪声过大等因素影响测试结果。

◎ 宝宝听力筛查未通过怎么办？

如果新生宝宝听力筛查未通过，一定要带宝宝在出生 30～42 天内去复筛。在等待复筛的这一个月左右的时间，家长喂养时采取尽量避免宝宝呛奶、吐奶以及采取预防感冒等措施，减少可能对听力造成影响的因素；还可以给宝宝放一些轻音乐，声源不要离宝宝太近也不要音量过大。这一段时间的等待是为了让宝宝耳部更好地发育，去除耳内羊水等外在因素的影响，这样不会耽误宝宝的诊治，妈妈要避免因为过分担心而导致奶水不足。大部分宝宝在发育过程中随着外耳道胎脂、胎粪的排出和中耳羊水的吸收等，听力会逐渐达到正常状态，在复筛时即能通过筛查。

新生儿听力初筛一般在出生后 48 小时全出院前完成，初筛未通过需在 42 天内进行复筛，复筛未通过的宝宝需在 3 个月进行听力诊断，确诊为耳聋的宝宝需在 6 个月内进行干预。

◎ 新生宝宝可以看清多远的距离？

新生宝宝在安静清醒状态下可短暂注视物体，只能看清 15～20 厘米内的人或物。到 1 个月左右宝宝能看清眼前 30～40 厘米的人或物，这与宝宝吃奶时跟妈妈的距离差不多。

妈妈可以先从给宝宝看黑白卡开始训练，然后看颜色鲜艳的物品，再训练追视物品。根据宝宝视力发育进程配合训练，有助于宝宝视力发育。

◎ 眼病筛查可以发现哪些疾病？

眼病筛查可以早期发现影响宝宝视觉发育的眼病，及早矫治或及时转诊，预防宝宝可控制性眼病的发生发展，保护和促进宝宝视功能的正常发育。

通过眼病筛查可以发现宝宝眼外观有无缺损、眼睫毛是否内翻、眼部炎症（如结膜炎）、鼻泪管阻塞、泪囊炎、先天性白内障、先天性上睑下垂、早产儿视网膜病变、先天性青光眼、先天性瞳孔残膜、先天发育异常、球结膜下出血、视网膜出血、眼部肿瘤及其他一些眼部疾病等。

健康宝宝在 0～6 岁需要进行 13 次眼保健和视力检查。新生儿期 2 次，分别在新生儿家庭访视和满月健康管理时；以后分别在 3、6、8、

12、18、24、30、36 月龄以及 4、5、6 岁时进行。

◎ 什么是眼底病变筛查？

眼底病变筛查是使用数字化广域眼底照相仪等仪器进行眼底病变检查，排除早产儿视网膜病变、视网膜出血、眼部肿瘤、先天性眼底发育异常、先天性青光眼等眼部疾病，以达到早期诊断、早期治疗的目的，对降低宝宝可避免的视力损害有重大意义。

早产儿视网膜病变是新生宝宝视网膜血管异常增殖所致的一类病变，是一种严重影响宝宝视力甚至导致失明的疾病。此病变既非先天性疾病，也非遗传性疾病，多发于早产儿，尤其小孕周、极低出生体重儿以及长时间吸氧新生宝宝是高危人群，早产宝宝胎龄越小，出生体重越低，视网膜病变的发生率越高。眼底病变筛查可以早期发现该病变，及时诊治干预。

对出生体重＜2000 克的低出生体重儿、出生孕周＜32 周的早产儿，以及具有高危因素的新生宝宝，应当在出生后 4~6 周或矫正胎龄 32 周，由眼科医师进行首次眼底病变筛查。

◎ 什么是采足跟血的检查？

这需要从了解遗传代谢病、新生儿遗传代谢病筛查开始。人体靠持续不断的生化代谢维持生命活动，而这些生化代谢需要依靠各种酶和蛋白质进行。如果某种酶或者蛋白质由于先天原因缺乏或者不足，生化代谢就会发生紊乱，由此而导致的疾病称为遗传代谢病。遗传代谢病是儿童死亡和残疾的一类主要病因，严重的遗传代谢病在新生儿期发病，轻症的可能在儿童甚至成年发病。

由于大多数患有遗传代谢病的宝宝出生后没有特异性表现，日常生活中判断不出来，一旦出现疾病的症状，表明疾病已对宝宝造成了损害，即使马上治疗，也可能造成不可逆损伤。新生儿遗传代谢病筛查是用快速、敏感的实验室方法筛查新生宝宝是否患有遗传代谢病的方法，可以在最早的时间内对相关疾病进行检测，通过早期诊断、早期治疗，大多数患病宝宝可得到较好的预后。因此，建议宝宝在出生后接受新生儿遗传代谢病筛查。

新生儿遗传代谢病筛查时，需由专业医护人员采集宝宝的足跟血，滴于滤纸片上，再进行实验室检查。

◎ 采足跟血的检查可以发现哪些疾病?

采宝宝的足跟血,通过多种检测手段,可以发现常见的遗传代谢病,如苯丙酮尿症(PKU)、苯丙氨酸羟化酶(PAH)缺乏症、四氢生物蝶呤缺乏症(BH4D)、先天性甲状腺功能减低症(CH)、葡萄糖－6－磷酸脱氢酶缺乏症(G6PD)、先天性肾上腺皮质增生症(CAH),以及原发性肉碱缺乏症、希特林蛋白缺乏症、异丁酰辅酶A脱氢酶缺乏症、甲基丙二酸血症、异戊酸血症、枫糖尿病等。

◎ 如何为宝宝做新生儿遗传代谢病筛查?

1. 筛查时间:宝宝出生后2~7天。

2. 筛查条件:充足喂养6~8次。

3. 筛查方法:专业医护人员先采集宝宝的足跟血,滴于滤纸片上,制作血片,再进行实验室检查。

4. 注意事项:对于各种原因(早产儿、低体重儿、正在治疗疾病的新生儿、提前出院者等)未采血者,补采血时间一般不超过出生后20天。

第三十八课 如何给宝宝接种疫苗?

听说宝宝出生后要接种乙肝疫苗、卡介苗、脊髓灰质炎疫苗、百白破疫苗、流脑疫苗、麻腮风疫苗等疫苗,到底有多少种疫苗?一次能接种几种疫苗吗?需要接种多少次?间隔多久接种?宝宝接种疫苗后,如何照顾好宝宝?下面专家来为大家解答这些问题。

◎ 为什么要给宝宝接种疫苗?

1. 保障宝宝的身体健康。接种疫苗是最经济、最有效也是最安全的控制乃至消灭相应传染病的措施,为宝宝接种疫苗可以使宝宝免受一些传染病带来的健康损害。

2. 宝宝入托、入学时需要查验预防接种证。

3. 相关的法律法规规定,给宝宝接种疫苗是宝宝的权利、家长的义务和社会的责任。

《中华人民共和国传染病防治法》第十五条规定：国家实行有计划的预防接种制度。国家对儿童实行预防接种证制度。医疗机构、疾病预防控制机构与儿童监护人相互配合，保证儿童及时接受预防接种。

《疫苗流通和预防接种管理条例》第二十七条规定：儿童入托、入学时，托幼机构、学校应当查验预防接种证，发现未依照国家免疫规划受种的儿童，应当向当地的县级疾病预防控制机构或儿童居住地承担预防接种工作的接种单位报告，并配合疾病预防控制机构或者接种单位督促其监护人在儿童入托、入学后及时到接种单位补种。

《中华人民共和国疫苗管理法》第九十二条规定：监护人未依法保证适龄儿童按时接种免疫规划疫苗的，由县级人民政府卫生健康主管部门批评教育，责令改正。

◎ 给宝宝接种的疫苗有哪几类？

按照疫苗性质，可分为灭活疫苗和减毒疫苗；按照成分的不同，可分为单独疫苗和联合疫苗；按照国家政策，可分为免疫规划疫苗和非免疫规划疫苗。

◎ 需要接种自费疫苗吗？

自费疫苗就是非免疫规划疫苗，是指公民自费并且自愿受种的其他疫苗，包括肺炎疫苗、五联疫苗、B型流感嗜血杆菌疫苗、水痘疫苗、轮状疫苗、手足口疫苗等。

接种自费疫苗遵循家长知情同意、自费自愿的原则。

多数发达国家已将13价肺炎疫苗、五联疫苗、B型流感嗜血杆菌疫苗、水痘疫苗、轮状疫苗列入了国家免疫规划。随着国家经济的发展，我国有些非免疫规划疫苗也在逐渐转化为免疫规划疫苗。

◎ 两种疫苗可以同时接种吗？

大部分疫苗可以同时接种，但是有部分疫苗不适合同时接种，具体的情况需要根据接种疫苗的种类，咨询专业的疫苗接种工作人员。

◎ 接种疫苗后多久可以洗澡？

接种疫苗后多久可以洗澡，要根据宝宝接种的疫苗种类以及接种后宝宝的基本情况决定。

若为口服疫苗，如轮状病毒疫苗、脊灰减毒活疫苗，洗澡无需间隔时间。若为肌肉注射、皮下注射的疫苗，如乙肝、流脑等，与洗澡的间隔时间建议为 4~6 小时。若为皮内注射的疫苗，如卡介苗，与洗澡的间隔时间建议为 24 小时。

很多宝宝在接种后，一般情况很好，没有什么不舒服，我们就可以按照上面的时间进行间隔。但也有一些宝宝接种后会出现或多或少的接种反应，如恶心、呕吐、烦躁、哭闹、接种部位红肿痛、皮疹等，家长应在症状消失或好转后再考虑给宝宝洗澡。

◎ 宝宝接种疫苗后要注意什么？

宝宝接种后需现场留院观察 30 分钟，宝宝无任何不适方可离开。

口服脊灰减毒活疫苗、国产轮状疫苗前后 30 分钟不喂奶、喂水或其他热的食物。

接种后 1~3 天，多留意观察宝宝的精神状况、体温情况、接种部位是否有红肿热痛痒等症状，如果出现轻微症状，一般 1~3 天可逐渐消退。

◎ 乙肝妈妈分娩后，宝宝如何接种疫苗？

乙肝表面抗原（HBsAg）阳性母亲所生的足月健康宝宝：可由出生的医疗机构肌肉注射 100 国际单位乙肝免疫球蛋白（HBIG），同时在不同（肢体）部位接种第 1 剂乙肝疫苗，出生后 12 小时内尽早接种第 1 剂乙肝疫苗，并在宝宝满 1 月龄、6 月龄时按程序再完成 2 剂次接种。

乙肝表面抗原（HBsAg）阳性母亲所生宝宝体重<2000 克者，应在出生后尽早注射乙肝免疫球蛋白、接种第 1 剂乙肝疫苗，并在宝宝满 1 月龄、2 月龄、7 月龄时按程序再完成 3 剂次乙肝疫苗接种。

建议乙肝妈妈的宝宝接种最后一剂乙肝疫苗后 1~2 个月进行乙肝表面抗原（HBsAg）和乙型肝炎表面抗体（抗－HBs）检测。若发现 HBsAg 阴性、抗－HBs<10 毫国际单位/毫升，可再按程序接种 3 剂次乙肝疫苗。

◎没有按约定的日期接种疫苗怎么办？

宝宝接种疫苗后，接种的医护人员会预约宝宝下次接种的时间。

但如果遇到宝宝身体不适、家长遗忘或疫情等原因，不能按照医生约定的时间进行接种，建议在下述推荐的年龄之前完成国家免疫规划疫苗相应剂次的接种：①<3 月龄完成卡介苗；②<12 月龄完成乙肝疫苗第 3 剂、脊灰疫苗第 3 剂、百白破疫苗第 3 剂、麻腮风疫苗第 1 剂、乙脑减毒活疫苗；③<18 月龄完成 A 群流脑多糖疫苗第 2 剂；④<24 月龄完成麻腮风疫苗第 2 剂、甲肝减毒活疫苗或甲肝灭活疫苗第 1 剂、百白破疫苗第 4 剂；⑤<3 周岁完成乙脑减毒活疫苗第 2 剂、甲肝灭活疫苗第 2 剂；⑥<4 周岁完成 A 群 C 群流脑多糖疫苗第 1 剂；⑦<5 周岁完成脊灰疫苗第 4 剂；⑧<7 周岁完成白破疫苗、A 群 C 群流脑多糖疫苗第 2 剂、乙脑灭活疫苗第 4 剂；⑨如果儿童未按照上述推荐的年龄及时完成接种，应尽早进行补种。

�֍ 第三十九课　如何培养宝宝良好的睡眠习惯?

经常听到一些爸爸妈妈反映宝宝的各种睡眠问题。为什么我家宝宝的睡眠时间比别的宝宝少？为什么宝宝每次睡一会儿就醒了？为什么宝宝半夜醒来哭闹？为什么我家宝宝总是很晚才睡着？宝宝的睡眠与脑发育、体格生长、情绪行为发展等密切相关，爸爸妈妈难免会有些紧张。我们首先要了解宝宝正常的睡眠特点，然后帮助宝宝养成良好的睡眠习惯。

◎ 宝宝的睡眠有什么规律?

1. 睡眠的调节：人的睡眠由睡眠压力和昼夜节律两个调节系统进行调节，睡眠压力是随着时间延长身体需要入睡的压力，可以简单理解成身体的"疲劳程度"。醒的时间越久，就越累，越想睡觉，一旦入睡，身体得到休息和放松，睡眠压力就会随着时间下降，清醒之后又开始积累睡眠压力。昼夜节律是人在一天当中跟随日夜变化一起进行的激素分泌变化和循环，使人在白天保持觉醒、清醒，夜间会犯困。

宝宝刚出生的时候是没有昼夜节律的，只有睡眠压力，他们的入睡控制很简单，从醒了开始就积累睡眠压力，只要入睡了就开始缓解睡眠压力。大约 3 月龄时，宝宝开始产生昼夜节律系统。妈妈可能会

127

注意到宝宝开始晚上越睡越久，白天只有几个分散的短睡，这是昼夜节律开始形成的标志。

2. 睡眠的结构：人的睡眠是由多个睡眠周期构成的，每个睡眠周期包括非快动眼睡眠和快动眼睡眠。非快动眼睡眠又称为深睡眠，整个躯体新陈代谢均放缓，表现为安静地躺着，全身肌肉放松，呼吸平稳深沉，身体保持静止。快动眼睡眠又称为浅睡眠，表现为交感神经兴奋，脉搏呼吸增快，身体活动增多，大多数人在快动眼睡眠期会做梦，并且容易被唤醒。每个睡眠周期都会出现这样两种截然不同的睡眠状态，正常睡眠状态下能自然地转换。睡眠转换时，浅睡眠阶段，有时看着宝宝醒了，会翻身、乱动、呓语，但不要打扰，宝宝很快就会重新回到深睡眠中。

3. 宝宝的睡眠特点：从睡眠发育的规律来看，自新生宝宝出生后3~4个月内，大部分睡眠均为浅睡眠，这是因为浅睡眠的作用是补充精力，作用于大脑，有利于神经系统的成熟和认知功能的发育，这与宝宝大脑的快速发育密切相关。随着年龄的增长，浅睡眠会慢慢减少，深睡眠逐渐增多。深睡眠的主要作用是使身体肌肉组织得到生长和修复，释放生长激素，促进生长发育。由此可见，越小的宝宝浅睡眠期越长，看起来睡得越不安稳。

◎ 哪些因素会影响宝宝的睡眠？

影响宝宝睡眠的因素包括睡眠环境、喂养、睡床方式、睡眠姿势、入睡方式等。

1. 睡眠环境：宝宝睡眠房间的声音、湿度、温度、光亮度、卧室布置等都是睡眠的影响因素。睡觉的地方太嘈杂、衣服包被过多或过少、房间太亮等都可能影响宝宝的睡眠。

2. 喂养：宝宝的喂养情况会影响睡眠，如食物可促进睡眠，预防饥饿所致的半夜觉醒；食物过敏导致的皮肤表现如特异性皮炎、消化道症状（如胃肠道不适）可能干扰睡眠；不良的饮食习惯如睡前过量进食或饮水会影响睡眠昼夜节律的形成；食欲较差的宝宝更容易出现睡眠问题。

3. 睡床方式：对于父母吸烟、饮酒的，建议与宝宝分房睡。对于使用药物的宝宝和低出生体重儿、早产儿等，建议父母与宝宝同房分床睡。这样可以降低宝宝猝死综合征的风险，并能帮助宝宝建立健康的睡眠节律。

4. 睡眠姿势：宝宝常见的睡眠姿势有仰卧、俯卧、侧卧 3 种，不论是白天还是晚上，不论是早产儿还是足月儿，在 1 岁内都建议仰卧位睡眠。仰卧位睡眠能够减少宝宝猝死风险。对于经常吐奶，如有胃食管反流的宝宝，建议仰卧位，可将宝宝的头偏向一侧。俯卧位的姿势在宝宝清醒时并且是照护人的监护下才能尝试。

5. 入睡方式：宝宝由觉醒状态转入睡眠状态的方式会影响宝宝的睡眠。人的睡眠是由多个睡眠周期构成的，也就是一小段一小段的，如果宝宝入睡的时候是自我平静入睡的，会继续在一小段睡眠后接着自我进入另一小段睡眠；如果宝宝是借助安慰物（如安抚奶嘴）或安慰行为（如摇晃抱睡、奶睡）来帮助入睡的，那么可能在连接每段睡眠时，需要借助安慰物或需要安慰的行为，不能自我转换，夜醒次数增多。因此，建议培养宝宝平静入睡的习惯。

◎ 如何给宝宝创造良好的睡眠环境？

家长要给宝宝提供舒适的睡眠环境，空气清新，室温在 20℃～25℃、湿度在 50%～60% 较适宜，无噪声，白天可以有正常生活的声音，白天室内保持光线明亮，夜间保持黑暗状态，尽量不放电脑、电视，远离冰箱等电器。

◎ 1 岁以内的宝宝需要的睡眠时长是多少？

建议 0～3 月龄宝宝睡眠时间为 13～18 小时/天，4～11 月龄宝宝睡眠时间为 12～16 小时/天，1 岁宝宝睡眠时间为 11～14 小时/天。

◎ 怎样培养宝宝良好的睡眠习惯？

1. 合理喂养：3～4 月龄的宝宝要定时哺乳，逐渐减少夜奶次数。1 岁后要将喂奶和睡眠分开，在睡前 1 小时进行喂奶。宝宝睡前不要进食过量的固体食物，以免影响宝宝的睡眠质量。如果宝宝夜间排尿次数多，注意睡前不要摄入大量液体食物，以免因频繁排尿而干扰睡眠。

2. 提供舒适的睡眠环境：按照前面提到的给宝宝适宜的声音、湿度、温度、光亮度、卧室布置。

3. 保障睡眠安全：1 岁以内的宝宝在预防溢奶的基础上都要仰卧

位睡眠，不要俯卧位，一直到宝宝可以自行变换睡眠姿势。建议同屋不同床，婴儿床在父母床旁，不要有床围、枕头、毛绒玩具等物品，不要遮盖宝宝头面部，保障宝宝睡眠安全。

4. 保持规律的睡眠作息：从 3 个月开始宝宝的睡眠逐渐规律，要逐渐固定入睡时间。宝宝在白天入睡前至少要有 3 小时的清醒状态，晚上入睡前至少要保持 4 小时以上的清醒状态。建议宝宝在 19：30~20：30 入睡，不要晚于 21 点，节假日也要保持固定、规律的睡眠作息。

5. 建立睡眠模式：为宝宝建立一套睡前行为模式，也就是帮助宝宝建立睡眠仪式，1 岁以内的婴儿睡前可喂奶，洗温水澡，换上舒适的贴身衣服和干爽的尿不湿，听轻柔音乐，调暗灯光，怀抱宝宝直至安静，然后将宝宝放到小床上。长期坚持下去宝宝会逐渐形成条件反射，之后每次做这几件事情的时候宝宝就知道自己要睡觉了，帮助宝宝形成有规律的睡眠。

6. 正确识别夜醒：人的睡眠本来就是一段一段连接起来的，年龄越小，睡眠分段越多，每一小段睡眠中都有浅睡眠期和深睡眠期，在浅睡眠期宝宝可能有一些躯体四肢小动作，或者有微笑、皱眉、吸吮、咀嚼表现，有些家长可能将这些表现误认为夜醒，如果人为干预，反而会造成宝宝睡眠中断，使夜醒增多或哭闹延长。若宝宝在安静状态下睁眼、明显哭闹，则可考虑宝宝出现夜醒了，此时需要家长进行安抚。不间断的睡眠对宝宝的生长发育十分重要，家长要正确识别夜醒，不要把浅睡眠期的表现误认为夜醒而过度干预宝宝睡眠。

第四十课 多抱宝宝到底好不好？

一些长辈说宝宝不能抱得太多，否则会惯坏宝宝。不少研究表明，拥抱在我们的生活中有着不可替代的作用。它能拉近人与人之间的距离，缓解恐惧的情绪，带来愉悦、幸福的感觉。宝宝需要多抱，这不但能满足宝宝的心理需求，还能促进亲子感情。

◎ 宝宝为什么需要多抱？

妈妈在抱宝宝的时候，宝宝能够从妈妈均匀的呼吸和心跳的节奏中产生似曾相识的感觉，感受到满满的安全感，呼吸和体温渐渐会稳定下来。通过拥抱，能让宝宝感受到妈妈的爱，能够和宝宝建立良好的依恋关系。

皮肤的亲密接触，能够让宝宝感受到妈妈的体温和气味，对宝宝的嗅觉和触觉有很好的刺激作用，能减少宝宝哭泣。妈妈的抱抱还能够增强宝宝的觅食和吮吸动作，只要稍加协助，就可以让宝宝顺利地吸吮到母乳，促进早期建立母乳喂养的默契。

多抱抱并不意味要一直抱着或者抱着摇晃宝宝，而是要给予关爱，宝宝有需要抱抱的时候及时给予满足。

◎ 什么是亲子依恋?

亲子依恋是指宝宝与照顾者（一般为父母）之间形成的特殊感情关系，是一种感情上的联结和纽带。

宝宝出生后，需要有人给他喂奶、洗澡、更换尿裤，满足生理上的需求，还需要有人对他微笑、说话、抚摸等，满足情感上的需求。妈妈与宝宝密切接触，满足宝宝的需求，如果宝宝能确认自己是被爱的，就会对爱他的人产生信任，从而形成依恋。有了依恋，才能获得安全感。

0~3岁是形成良好依恋关系的关键时期，健康的依恋对宝宝以后的情绪与人际关系能力的发展非常重要。

◎ 如何培养良好的亲子依恋关系?

1. 早接触，尽早完成与宝宝的第一次拥抱。历经备孕、怀孕、分娩前阵痛和分娩过程，一声啼哭在告诉妈妈们，你们的小天使降临了。当助产士把宝宝放在妈妈的身上进行皮肤接触的那一刹那，你们开始了第一次亲密拥抱，亲子关系便开始了。当宝宝开始觅食的时候，嘴唇与妈妈的乳头第一次接触，完成了出生后的首次情感关系。

2. 尽早"开奶"。哺乳吮吸是促进母婴依恋的开始，也是建立早期母乳喂养最重要的条件。哺乳的时候，宝宝对妈妈的抚摸、声音、体温、心跳和表情都非常敏感。在这样一个特殊的时刻，宝宝和妈妈之间便建立了非同寻常的亲密关系。

3. 固定的抚养者用爱抚育。心理学研究表明，父母与宝宝之间有着天然的建立情感的基础，在宝宝与父母的关系中，宝宝最能获得心理满足，也最能形成良好的互动。良好亲子关系的建立，需要父母的爱，并将爱延伸为微笑、热情，接纳宝宝所有的优点和缺点以及尊重和共情。因此，如无特殊情况，宝宝的看护人最好是宝宝的父母。

4. 通过日常交流促进高质量亲子关系的建立。在照护宝宝和与宝宝一起玩耍、交流并赞赏他们的过程中，建立了积极的亲子关系。哺乳、喂食、洗澡、抚触、换尿布、语言互动，等等，都是建立亲子关系很好的机会。父母要有积极的态度，不能表现出对宝宝的不耐烦。

5. 及时回应宝宝的合理需求。父母和照护者可以通过观察宝宝的表情、动作和发出的声音，了解其生理和心理需求，做出恰当的回应，形成默契。

6. 通过游戏建立良好的亲子关系和依恋。游戏是宝宝每天必不可少的"节目"，父母要有计划地和宝宝一起做游戏，让宝宝在游戏中建立感情和依恋。

7. 通过亲子阅读让宝宝更加依恋父母。亲子阅读从 6 个月就可以开始。当宝宝听见你的阅读声，会逐渐适应你的节奏和情绪，大脑开始与你的朗读互动。例如，每天在睡前与宝宝一起进行 10 分钟的亲子阅读，睡前对宝宝说"我爱你，宝贝，晚安"。这样的规律阅读活动不仅可以建立很好的依恋，而且能够帮助宝宝入睡。

◎ 什么是"袋鼠护理"？

"袋鼠护理"是一种针对早产宝宝的新的照顾模式。袋鼠护理也适应于足月宝宝。

让妈妈（或爸爸及其他亲属）将宝宝拥抱在胸前，通过皮肤与皮肤的接触，让宝宝感受到妈妈的心跳及呼吸声，仿照类似子宫的环境，让早产宝宝可以在妈妈（或爸爸及其他亲属）的拥抱和关爱中成长。

◎ "袋鼠护理"的好处有哪些？

"袋鼠护理"有助于维持宝宝体温、降低感染的发生，能促进宝宝睡眠，促进生长发育，提高母乳喂养的成功率，促进亲子关系的形成。

◎ 做"袋鼠护理"前，妈妈和爸爸如何准备？

环境应安全、温暖，温度在 25℃~28℃，私密性较好，没有噪声。准备柔软舒适的床、沙发或靠椅，室内播放轻柔音乐，有软靠枕、婴儿被、毛毯、搁脚小凳等。

先上厕所、洗手、身体清洁（无皮肤疾病），不要喷香水，保轻松愉快的心情，穿着前开式宽松棉质上衣，移除项链、手链。妈妈需脱下胸罩，若有乳汁溢出情形时，可准备小毛巾擦拭，爸爸若胸毛偏长，可先稍加修剪后再抱宝宝。

◎ "袋鼠护理"一般做多长时间？

"袋鼠护理"一般每次做 1~2 小时。

◎ 如何给宝宝做"袋鼠护理"？

1. 妈妈（或爸爸）穿上可从正面解开的衣物，给宝宝穿好尿裤，其他部分裸露。

2. 抱住宝宝，一只手托着宝宝的头颈、背部，另一只手托着宝宝的臀部，将宝宝竖直放在两侧乳房中间，让其胸部贴着妈妈（或爸爸）的胸部，腿部和手臂自然弯曲。确保宝宝的头部微微伸展并转向一侧，双臂自然弯曲。用毛巾盖住宝宝的身体，戴好帽子。

3. 在"袋鼠护理"过程中，妈妈（或爸爸）与宝宝轻声说话、唱歌或读书，也可以抚摸、亲吻宝宝。

◎ 做"袋鼠护理"要注意哪些？

在进行"袋鼠护理"时，要密切观察宝宝的面色和呼吸，避免进食热饮或较烫的食物以防烫伤宝宝，环抱宝宝要防滑落及坠床。

妈妈（或爸爸）有咳嗽、感冒或者发热时，不宜为宝宝提供"袋鼠护理"；不建议睡觉时进行"袋鼠护理"，也不建议平躺着进行"袋鼠护理"。

❋ 第四十一课　宝宝吃什么最健康？

宝宝出生了，有的家庭在宝宝吃什么方面意见不一致，奶奶、外婆认为品牌奶粉最营养，而妈妈坚持母乳喂养。那么，宝宝到底吃什么最健康？我们来了解一下相关知识。

◎ 母乳喂养有哪些好处?

1. 母乳喂养有利于宝宝的健康:①母乳含有丰富的营养素,完全能满足宝宝6个月内生长发育的营养需求,宝宝6个月以后,母乳也仍然可以满足宝宝的部分营养需求;②母乳含有大量的抗体,非常宝贵,人们将"初乳"称为"黄金乳";③母乳喂养让宝宝对妈妈更依恋,良好的亲子依恋关系能促进宝宝情商与智商的发育;④母乳喂养的宝宝在成年以后患上糖尿病、肥胖、心脏病等的概率更低。

2. 母乳喂养有利于妈妈的健康:①母乳喂养可以更好地帮助妈妈产后身体的恢复,宝宝通过吸吮,可以刺激妈妈的子宫收缩,减少产后出血,加速子宫复旧;②宝宝6个月内纯母乳喂养,可以让妈妈产生"自然闭经",可以起到生育调节、延缓生育间隔的作用,同时,自然闭经可预防妈妈产后贫血的发生,促进妈妈体能恢复;③母乳喂养能帮助妈妈的身体消耗更多的热量,避免产后肥胖的发生,更利于形体的恢复;④母乳喂养可以促进妈妈的骨质钙化,降低骨质疏松的发生风险;⑤母乳喂养的妈妈患卵巢癌、乳腺癌等恶性肿瘤的概率更低。

3. 母乳喂养有利于家庭的和谐:①母乳喂养节省成本,减少家庭经济开支;②母乳喂养方便,随时可以进行,而且减少污染;③母乳喂养的宝宝更加健康,生病少,减少因宝宝生病而造成的经济损失,也让宝宝的父母有更多精力应对日常紧张的工作,家庭成员之间相处会更和谐。

4. 母乳喂养有利于社会的发展与进步:①母乳喂养促进宝宝心理与社会适应性的发育,让宝宝更健康,有利于提高国民素质;②家庭的和谐有利于社会的稳定与进步;③母乳喂养降低奶瓶、奶粉的消耗,减少垃圾的产生,低碳环保,有利于社会的发展。

◎ 什么是纯母乳喂养?

纯母乳喂养是指宝宝6个月内,只给宝宝喂母乳,而不给其他任何食物或饮料,甚至水,但可以给宝宝喂维生素或矿物质补充剂,以及药物滴剂或糖浆。

◎ 人类母乳与配方奶有哪些区别?

人类母乳与配方奶的主要区别为:①母乳喂养时无细菌污染,配方奶在配制时可能被细菌污染；②母乳中有抗感染因子，配方奶中无抗感染因子；③母乳中有生长因子，配方奶中无生长因子；④母乳中所含蛋白质中，乳清蛋白与酪蛋白的比例为 70∶30，比例适量，易消化，而配方奶中所含蛋白质比例只有部分适量；⑤母乳中含足够的必需脂肪酸，含有脂肪酶，易于消化，而配方奶中无脂肪酶；⑥母乳中含乳糖量高，配方奶中是部分添加乳糖；⑦母乳中含适量铁，易吸收，配方奶中是部分添加铁剂，不能很好吸收；⑧母乳中含足够维生素，配方奶中是部分添加维生素；⑨母乳中含足够水分，纯母乳喂养时不需要喂水，喂配方奶时需要补充水分。

◎ 需要给宝宝常规补充益生菌吗？

刚出生宝宝的胃肠道是无菌的，出生后与外界环境接触后便逐渐开始有菌定植。新生宝宝胃肠道内最初的细菌来自妈妈的产道、环境以及母乳。宝宝的胃肠道微生态建立越早，越能保护宝宝免受感染性疾病、过敏和各种消化道问题的侵扰。自然分娩的宝宝比剖宫产的宝宝其胃肠道微生态建立得更早，母乳喂养宝宝与人工喂养宝宝最初的胃肠道微生态也不同。

建议在医生指导下，给宝宝补充益生菌。益生菌有助于宝宝免疫力发育，增进食欲，促进宝宝对营养物质的吸收，改善宝宝消化功能，预防或减轻便秘、腹泻，缓解乳糖不耐受症。

◎ 如何给宝宝补充维生素 D？

宝宝出生几天后便可开始补充维生素 D，建议足月宝宝每天补充维生素 D 400 个国际单位，早产宝宝每天补充 800 个国际单位。目前，维生素 D 制剂是补充维生素 D 的最佳来源。

纯母乳喂养的宝宝，因为母乳内维生素 D 含量少，需要额外补充。虽然充足的日照可以促进人体产生维生素 D，但是日照不适合较小的宝宝。

◎ 给宝宝喝黄连水、四磨汤可以去胎毒吗？

现代医学认为胎毒并不存在，一些民间说法认为的胎毒，实际上是新生宝宝脂溢性皮炎或湿疹等，这是宝宝的皮肤逐渐适应外界环境时的一种免疫过程。喝黄连水、四磨汤去胎毒的做法，是没有科学依据的。

新生宝宝脾胃非常娇嫩，黄连水、四磨汤等刺激性大，容易导致宝宝脾胃不适，甚至发生急性溶血性黄疸，所以不建议喝黄连水、四磨汤排胎毒。要减少宝宝脂溢性皮炎或湿疹的发生，主要是提高宝宝的抵抗力，做好皮肤护理。如果宝宝是过敏体质，建议去正规医疗机构详细筛查过敏源或听从专家的建议。

✳ 第四十二课　母乳喂养有哪些技巧？

对宝宝来说，母乳是最好的天然食物，但有很多妈妈很难坚持母乳喂养。有的妈妈说自己有奶，但乳头都吸出血泡了，宝宝还是一天到晚哇哇哭，不知道问题出在哪里。

其实，问题就出在母乳喂养姿势上，如果妈妈掌握了喂奶的技巧，保证宝宝正确衔接乳房，便能舒适而自然地喂奶了。

◎ 哺乳姿势及要点有哪些？

妈妈可以根据哺乳时的环境采用摇篮式、环抱式、交叉式、侧卧式等不同姿势进行喂哺。无论采取何种姿势，妈妈都要身体放松，可使用枕头、靠垫等支托背部、腰部、手臂等。

妈妈在进行母乳喂养上要注意几个方面：①妈妈要放松身体，找到自己舒适的位置，宝宝的身体贴近妈妈的身体；②宝宝的头与身体呈一条直线，不要扭曲；③宝宝的脸向着乳房，鼻尖对着妈妈的乳头，下颌碰到乳房；④如果是新生宝宝，妈妈要托着宝宝的头、肩及臀部。

◎ 妈妈躺着喂奶会导致宝宝患上中耳炎吗？

妈妈躺着喂奶不一定会导致宝宝患上中耳炎，但如果喂奶的姿势不正确，可能会患上中耳炎。

新生宝宝与正常成人相比，咽鼓管相对较短、峡部较宽，导致管腔相对宽大、咽口位置较低且咽鼓管位置接近水平及直线状态，较易出现炎症。倘若妈妈的喂奶姿势不当，例如妈妈躺着喂奶，且让宝宝平躺着吃奶，容易使乳汁沿着宝宝的咽鼓管进入中耳，从而诱发中耳炎。此外，不少宝宝在 6 个月内容易发生溢奶现象，也容易使乳汁流入中耳而引发中耳炎。

◎ 喂奶时妈妈如何正确托乳？

妈妈的食指和大拇指呈"C"形，食指支撑着乳房的基底部，大拇指轻压乳房的上方，其余三指并拢贴在乳房下的胸壁上，手指不应离乳头太近。避免用"剪刀手"夹托乳房（除非在奶流过急或宝宝有呛溢时），因为这样会压迫输乳管，降低乳汁流出的速度，也会使乳头从宝宝口中滑出。

◎ 宝宝正确衔接妈妈的乳房时有哪些表现？

宝宝正确地衔接能保护妈妈乳头不受伤害，减少妈妈哺乳期乳房并发症的发生，保证母乳喂养的成功。宝宝正确的衔接表现为：宝宝的嘴张大，下唇外翻，会吸入乳头和大部分的乳晕，宝宝下颌贴在妈妈的乳房上，宝宝嘴部上方漏出的乳晕比嘴部下方漏出要多，面颊鼓起呈圆形，宝宝的吸吮是慢而深的，有时候会暂停休息。

◎ 什么情况需要使用乳旁加奶器？

乳旁加奶器是一种哺乳辅助器，模拟正常哺乳，促进宝宝吸吮妈妈的乳房（图4-4）。

乳旁加奶器的主要作用有：①如果由于某些特殊原因导致妈妈的乳汁不足，使用乳旁加奶器而避免使用奶瓶奶嘴，可以避免宝宝产生乳头错觉，而且通过增加宝宝对乳房的吸吮，刺激妈妈的乳汁分泌，同时，宝宝依偎在妈妈怀中，妈妈和宝宝关系更亲密，可以增强妈妈母乳喂养的信心；②如果曾给宝宝使用奶瓶奶嘴，宝宝已产生乳头错觉，通过乳旁加奶器让宝宝比较容易获得乳汁，逐渐纠正宝宝的乳头错觉。

一般有两种情况需要乳旁加奶，操作方法如下：

如果妈妈的乳汁不足，妈妈先用常规的哺乳姿势喂宝宝，让宝宝吮吸两侧乳房，还没吃饱时，再将事先准备调制好的配方奶，放置于乳旁加奶器内，将连接吸管的开口端放置于妈妈乳头开口处，让宝宝继续吸吮妈妈乳房时仍能得到乳汁，即继续模拟母乳喂养场景。

如果宝宝已产生乳头错觉，不愿意吸吮妈妈的乳房，可以一开始便使用乳旁加奶器，乳旁加奶器内可以放入挤出的母乳，让宝宝比较

137

容易就能得到乳汁，模拟母乳喂养场景，从而慢慢纠正乳头错觉。需要注意的是，要控制好吸管内乳汁的流速，以免宝宝呛奶。

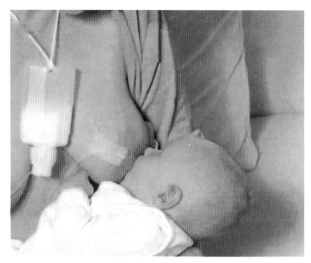

图4—4　乳旁加奶器的使用示意图

◎ 什么情况需要挤奶?

需要挤奶的情况有：①妈妈和宝宝暂时分离，如妈妈外出时，或者妈妈或宝宝生病暂停哺乳，宝宝早产或低出生体重等吸吮能力低，通过挤奶排空乳房以保持泌乳；②妈妈奶少时可以挤奶促进泌乳；③妈妈奶胀或乳腺管阻塞时，适当挤奶缓解不适；④喂奶后挤出少许乳汁涂在乳头及乳晕上，防止乳头干燥和皲裂；⑤妈妈上班前储存母乳时也需要挤奶。

挤奶前需要建立射乳反射，妈妈对自己要有信心，主要方法有：①尽可能与宝宝进行皮肤接触或看看宝宝的照片；②喝一些热饮如牛奶、汤类，但不要喝咖啡、浓茶；③热敷乳房或热水淋浴，轻柔按摩或轻叩乳房，也可用梳子梳理；④家人帮助妈妈按摩后背。

挤奶的方法包括手法挤奶和吸奶器挤奶。

手法挤奶的方法为：①挤奶前准备合适的乳汁收集容器，清洁手部，妈妈全身放松，选择一个舒适的体位；②将容器靠近乳房，把拇指及食指放在距乳头根部2~3厘米处，两指相对，其他手指托住乳房；③用拇指及食指向胸壁方向轻轻下压，压力应作用在拇指和食指间乳晕下方的乳房组织上；④反复一压一放，每个部位挤压3~5下，从各个方向按照同样方法按压乳晕，按压乳晕的手指不应有滑动或摩擦式动作，应做类似于滚动式的动作，不要按压乳头；⑤一侧乳房挤压 3～5 分钟，待乳汁少了，就可挤压另一侧乳房，如此反复交替数次，双手可交替使用，以免疲劳；⑥为挤出足够的乳汁，挤奶时间每次以 20～30 分钟为宜，特别在分娩后最初几天，泌乳量少，挤奶时间更应相对延长。挤出的乳汁放在阴凉处可以保存 4 小时，放在冰箱冷藏室（4℃）深处可以保存 24 小时，放在冷冻室（-20℃）可以保存 3 个月。

分娩后妈妈和宝宝分离的，妈妈应在宝宝出生后 6 小时内即开始挤奶，保证每 24 小时至少 8 次。白天每 2～3 小时挤一次，夜间也保证间断挤奶，这种情况一般会使用吸奶器挤奶。

✳ 第四十三课　产后头几天的初乳少，怎么办？

宝宝出生后，有些妈妈摸摸自己扁扁的乳房，认为自己的奶水不够，便给宝宝喂配方奶，导致宝宝不愿意吸吮妈妈的乳房，问题接踵而至……其实，妈妈只要掌握了母乳喂养的方法和技巧，避免不必要的干预，即便是产后头几天，绝大部分妈妈少量的初乳也能让宝宝吃饱。如果产后头几天做好了母乳喂养，就能在宝宝 6 个月内实现纯母乳喂养。

◎ 乳汁是怎么产生的？

在孕期，妈妈的乳房和乳头会发生变化。妊娠后期，乳房内部的乳腺管增长迅速，乳腺腺泡已经发育和成熟，为产后分泌乳汁做准备。乳腺泌乳是伴随分娩而发生的。随着胎盘娩出，妈妈体内孕激素减退，泌乳素释放，乳腺细胞就会产生少量乳汁。

产后泌乳有一个逐渐的质与量的变化过程。随着宝宝的吸吮，乳房不断地排空，妈妈体内分泌更多的泌乳素，产生越来越多的乳汁，从初乳、过渡乳到成熟乳，乳汁中营养成分的比例也会逐渐发生变化，满足宝宝不同阶段生长发育的需要。

◎ 初乳对宝宝有什么好处？

初乳是指产后 4～5 日以内的乳汁。初乳量少（每日量 15～45 毫升），淡黄色，含脂肪较少，但是蛋白质较多（如免疫球蛋白、乳铁蛋白、生长因子等），初乳中维生素 A、牛磺酸和矿物质非常丰富，并含有初乳小球（巨噬细胞和其他免疫活性细胞），对宝宝的生长发育和抗感染能力很重要。有营养专家把初乳称为"液体黄金"，可见初乳的珍贵性。

母乳喂养的宝宝在生后半年以内很少生病，就是接受了母乳中免疫物质的缘故，这其中有初乳的功劳。

◎ 初乳能满足宝宝的需要吗？

初乳的量与宝宝的需求是一致的。宝宝出生后第一天，胃的容量为 5～7 毫升，只有一个樱桃大小。出生后第三天，胃的容量为 22～27 毫升，也就差不多一个核桃大小。妈妈只要稍有一点乳汁分泌，就可以满足宝宝的需要。宝宝出生后，尽早让宝宝吸吮妈妈的乳房（1 小时内），随后，频繁地喂哺宝宝，只要喂奶的姿势正确，宝宝就能有效地将妈妈乳房中少量的乳汁吸出来，及时排空乳房，促进"下奶"，乳房产生的乳汁就会越来越多，会与宝宝生长发育的需求相匹配，保持动态平衡。

◎ 产后头几天为什么奶水少？

宝宝出生时，由于胃的容量很小，每次只需要妈妈少量的初乳，但需要频繁地喂哺宝宝。如果妈妈分娩后立即产生大量乳汁，宝宝一次吃不了这么多，妈妈乳房中的乳汁得不到及时排空，反而容易发生胀奶、堵奶等问题。

产后头几天不需要食补发奶。要做到宝宝想吃就喂，妈妈乳房有胀感就喂，但一定要注意正确的喂奶姿势，尽量让宝宝多吸吮，妈妈的乳汁会越吸越多，一定能满足宝宝的需要。

◎ 妈妈吃得多、喝得多，奶水才会多吗？

很多人认为吃得多、喝得多奶水就多，于是家人变着花样给妈妈熬各种肉汤、浓汤。其实，不科学的大补特补、大吃大喝，会影响乳汁分泌。这些肉汤、浓汤中含有很多的动物脂肪，并不会增加妈妈的乳汁分泌，相反还容易导致妈妈体重增加。不是妈妈吃得越多、喝得越多，奶水就越多。

妈妈在产后头几天的饮食应以清淡为宜，做到少食多餐、营养均衡并充足就可以了。

◎ 产后头几天，给宝宝添加配方奶会产生什么后果?

配方奶虽然经过诸多配方改良，但无论多么好的配方奶，毕竟是用牛或羊奶配制的，宝宝还是吃妈妈的奶最好。母乳是专为自己的宝宝量身定做的，含有天然的营养成分，可以提高宝宝的免疫力，促进宝宝脑细胞和智力发育。

产后头几天，如果给宝宝添加配方奶，宝宝吃饱了，就不会再用力吮吸妈妈的乳房。宝宝吸吮乳房的次数减少，妈妈的乳房不能及时排空，很容易出现"下奶"延迟，或者严重乳胀的情况。另外，宝宝没有充分吸吮乳房，无法和妈妈进行很好的磨合，会出现喂养不顺畅甚至衔接困难。如果给宝宝使用奶瓶奶头，还会使宝宝产生乳头错觉，影响以后的母乳喂养。

◎ 怎样保证妈妈有足够的乳汁?

宝宝频繁、有效地吮吸乳房，有助于妈妈泌乳。在分娩后到产后最初几天是关键时间，妈妈和宝宝要尽早进行肌肤接触，让宝宝早吮吸，做到早开奶。24 小时内让宝宝在乳房上吮吸 10~12 次，甚至更多，做到宝宝想吃或者妈妈奶胀就喂，尽早建立泌乳反射和射乳反射。

两侧乳房交替喂哺，每次让宝宝吮吸 20~30 分钟，尽量排空妈妈的一侧或者两侧乳房。

一般在产后 2~5 天，妈妈的乳房体积增大，产生的乳汁量开始增多，俗称"下奶"，妈妈会感觉乳房有胀感，在让宝宝频繁、有效地吮吸乳房的同时，妈妈还要注意饮食规律，与宝宝同步休息，调节自己的情绪，保持愉悦的心情。

第四十四课　妈妈有特殊情况，如何母乳喂养？

在母乳喂养过程中，妈妈和宝宝都可能会遇到一些问题，若这些问题没有得到及时解决，就会影响后续的母乳喂养，甚至对妈妈的身体或心理都产生不良影响。我们总结了在母乳喂养中一些常见的问题及处理方法，希望能够帮到大家。

◎ 如何处理生理性乳胀？

妈妈们在产后最初几天通常会经历乳房肿胀、疼痛，很多妈妈会误认为是乳汁淤积太多，不通畅，需要找通乳师来做疏通。其实这是生理性乳胀，是正常的生理现象，妈妈们不必紧张。由于产后体内激素水平的改变，使乳房开始分泌大量乳汁，引起乳房间质水肿。为了预防生理性乳胀引起的不适，建议在宝宝出生后尽早实行皮肤接触和母乳喂养，并且在最初两天能够频繁有效地哺乳。

当发生生理性乳胀时，应继续做好母乳喂养。对于乳房肿胀引起的不适，可以冷敷乳房（避开乳头乳晕）20 分钟，缓解疼痛和水肿，使用凉毛巾或专用的冷敷垫，严重者可休息 20 分钟后重复进行。切忌使用热敷，一般 1~2 天可缓解。

◎ 妈妈出现乳汁淤积和乳房胀痛怎么办？

妈妈生理性乳胀发生在产后最初几天，其他时间出现的乳胀多是因为乳汁淤积。乳汁淤积是由于乳汁排出不畅引起的乳房局部硬块或整个乳房肿胀疼痛，可伴有发热。这与哺乳不及时、乳头局部受损、乳头乳管发育异常等有关。这时，很多妈妈也会错误地认为乳汁淤积的疏通治疗就是用力挤淤积的奶块，排出乳汁，需要做乳腺疏通治疗。其实宝宝才是最好的"通乳师"，宝宝频繁有效地吸吮是解决乳汁淤积最好的方法。

乳汁淤积的妈妈，在哺乳过程中应注意几点：①一般先吸奶胀的一侧，再吸另外一侧；②变换哺乳姿势，尽量让宝宝的下颌或下巴对着淤积肿块；③哺乳时根据宝宝吸吮节奏轻揉乳房；④哺乳结束后挤出剩余的乳汁。如果哺乳效果不佳，可采用手挤或使用拔奶器辅助排乳。

若以上处理不能缓解，则需要寻求医护人员的帮助。切记不要轻易停止母乳喂养，否则会导致症状更严重。

◎ 出现乳头疼痛或者皲裂怎么办？

妈妈乳头疼痛说明存在哺乳问题，如哺乳衔接姿势不当、宝宝舌系带过短、真菌感染等。乳头疼痛最常见的原因是宝宝衔乳不当，这也是乳头皲裂最常见的原因。

乳头的疼痛和皲裂重在预防，掌握好正确的哺乳姿势和衔乳方式是预防的关键，每次哺乳后挤一滴乳汁涂抹在乳头乳晕上，这是安全、有效的预防措施。

对于已产生的乳头疼痛的妈妈，缓解疼痛的主要方法有：①哺乳时先喂健侧再喂疼痛一侧；②轻微乳头疼痛或皲裂的妈妈，可使用乳盾继续亲喂；③如果不能忍受乳头疼痛的妈妈，可以用手挤或拔奶器将乳汁吸出来后再喂给宝宝；④可以选择羊脂膏、水凝胶等缓解疼痛，促进创面的愈合。

◎ 喂奶后乳房刺痛是怎么回事？

喂奶后出现的乳房刺痛常见于乳头的雷诺现象，这是由于冷刺激或情绪因素诱发乳头血管痉挛，表现为乳头颜色变化（苍白-发绀-红色），伴有乳头和乳房的针刺样疼痛、烧灼感和麻木感。这种刺痛大多是可以自行缓解的，时间短的 10 秒左右，长的可达 10 分钟，局部热敷有助于缓解症状。平时注意保暖是避免发生乳头雷诺现象的常见办法。如果乳房刺痛持续时间较长，不能缓解，可能存在其他情况，需要及时就医。

◎ 乳房有乳腺结节可以母乳喂养吗？

乳腺结节也叫乳房肿物、乳房肿块。乳腺结节不一定都是乳房肿瘤，需要经过专业的影像学评估来明确。乳腺结节最常见的疾病是乳腺纤维瘤，是一种乳房良性肿瘤。孕期或哺乳期发现的乳腺纤维瘤大部分在孕前就已经存在，建议孕前先行乳腺筛查。一般稳定的乳腺纤维瘤不会影响妈妈母乳喂养。如果肿块发生变化，则应引起重视并及时就医。

143

◎ 乳房有乳腺增生可以母乳喂养吗？

乳腺增生不影响母乳喂养。妊娠和母乳喂养是治疗乳腺增生症最有效的办法。患有乳腺增生的女性经过妊娠和哺乳期，原来乳腺增生症所表现的乳房疼痛会明显好转，乳房内原有的囊肿或增生结节减少或消退。这种保护作用还有延续效应，很多妈妈哺乳结束 2~3 年甚至更长时间都没有再受到乳腺增生症的折磨。母乳喂养能降低妈妈患乳腺增生症的风险。

◎ 乳头凹陷如何进行母乳喂养？

妈妈需要正确认识乳头凹陷的问题。如果用两个手指在乳晕上面稍微挤压，乳头可以吐出来，这是假性凹陷，不影响母乳喂养；如果用手挤压乳晕时乳头更加凹陷，且无法将乳头外凸，这种乳头进行母乳喂养可能确实有困难。

不建议在孕期纠正凹陷的乳头，避免过早刺激，诱发宫缩。孕期正常洗护，不可过度清洗乳房，乳晕处避免用肥皂或酒精之类刺激物。

乳头凹陷的妈妈是可以母乳喂养的，但应注意一些技巧。

1. 分娩后，妈妈在医护人员指导下做乳头伸展练习和牵拉练习。将两食指分别放在乳头左右和上下两侧，向外牵拉皮肤及皮下组织，每日 2 次，每次 15 分钟。用一只手托起乳房，另一只手的拇指、食指、中指抓住乳头向外牵拉 10~20 次，每日 2 次。使用乳头矫正器或吸奶器，可以先用吸奶器把乳头吸出来一点儿，再让宝宝衔接。

2. 产后最初几天，帮助宝宝衔接乳晕而不是乳头。宝宝出生后，妈妈和宝宝立即进行皮肤接触，鼓励宝宝自己靠近乳房，在宝宝生后1~2 天内，妈妈在医护人员的帮助下，为宝宝摆正体位并衔接好乳房，避免让宝宝吸吮橡胶乳头或安慰奶嘴。宝宝可能需要时间学习衔接乳晕，直到能自然地衔接好。

◎ 妈妈感冒了可以母乳喂养吗？

妈妈患普通感冒及其他上呼吸道感染是可以母乳喂养。母乳中的抗体可以为宝宝提供抗体保护，降低宝宝的患病风险。如果此时突然中断母乳喂养，反而中断了抗体的保护，并失去了一个重要的安慰来源，使宝宝更容易受到妈妈疾病的影响。患病过程中持续的母乳喂养和皮肤接触可以减轻妈妈的压力，加速妈妈身体的康复。需要注意的是妈妈在与宝宝接触或哺乳时应洗手并佩戴好口罩。

◎ 妈妈服药后如何母乳喂养？

哺乳期的妈妈一旦需要服药，就担心药物会通过乳汁输送给宝宝。确实，多数药物都会进入乳汁中，但是不同药物进入乳汁的量和持续时间是不相同的，对母乳喂养的影响也各不相同。因此，妈妈在用药前可以与医生或药师沟通，听从他们的建议，使用对母乳喂养影响较小的药物是可以继续母乳喂养的。母乳喂养时间可以选择在用药前或药物半衰期过后，因为这个时间药物的浓度在乳汁中的含量最低。如果是母乳喂养禁用药物，使用后要过 5 个半衰期以后再进行母乳喂养。

◎ 艾滋病妈妈可以母乳喂养吗？

母乳喂养会增加艾滋病病毒（HIV）母婴传播的风险，不建议母乳喂养。艾滋病病毒阳性的妈妈建议人工喂养，结合妈妈孕期及产后正规抗病毒治疗，可最大限度地减少母婴传播。禁止采用混合喂养（母乳喂养同时给予母乳代用品），因为这会增加宝宝感染的概率。

◎ 梅毒妈妈可以母乳喂养吗？

如果患梅毒的妈妈在分娩前已经接受规范治疗，治疗效果良好，且排除了胎儿感染，是可以进行母乳喂养的。但是如果在分娩前未进行规范治疗，或临产前 1~2 周才确诊的梅毒妈妈，要暂缓直接母乳喂养。这时可以选择间接哺乳，即将乳汁挤出并经过消毒后再喂哺宝宝，同时，妈妈需要尽快治疗，待疗程结束后，可以直接母乳喂养。

◎ 乙肝妈妈喂奶会让宝宝传染乙肝吗？

乙型肝炎病毒（HBV）主要通过血液传播，乙型肝炎的母婴传播与喂养方式无关，无论是"小三阳"还是"大三阳"，都是可以母乳喂养的。即使在母乳喂养过程中出现乳头皲裂，也不需要暂停母乳喂养，宝宝不会因此增加感染乙肝的概率。以阻断 HBV 母婴传播为目的而服用抗病毒药物的妈妈，分娩后停药，宝宝接受联合免疫之后，可以母乳喂养。以治疗乙肝为目的而服用抗病毒药物的妈妈，分娩后应继续用药，如服用替诺福韦（TDF）治疗，因替诺福韦在乳汁中药物含量很少，可以母乳喂养。另外，乙肝妈妈的宝宝在出生 12 小时内尽早注射乙型肝炎免疫球蛋白和乙型肝炎疫苗进行免疫保护。

◎ 如何给宝宝断奶？

世界卫生组织建议对 6 个月以内的宝宝进行纯母乳喂养，并鼓励妈妈坚持母乳喂养到 2 岁。断奶是一个自然的过程，对于妈妈和宝宝来说，最好让断奶自然发生，循序渐进。

给断奶妈妈的建议如下：

1. 断奶前给宝宝做全面健康评估，选择合适的时间，逐渐减少喂奶次数和时长。先减白天再减夜晚，因为白天有很多吸引宝宝的事情，宝宝不会特别在意妈妈，但早晨和晚上宝宝却会特别依恋妈妈。

2. 转移宝宝的注意力。给宝宝非常喜欢的玩具或食物，将宝宝的注意力转移到新的活动或其他食物上，让宝宝顺利地完成这一过程的转变。

以下几种情况需要妈妈们注意：

1. 如果妈妈或爸爸有食物过敏史，要先向儿科医生或其他健康专家咨询后再决定断奶时机。

2. 妈妈或宝宝生病或身体不适时暂缓断奶，等双方身体与情感都处于良好状态时再开始断奶。

3. 家庭发生变化，如妈妈再次怀孕、搬家、重新上班等都会对妈妈和宝宝产生压力，需要暂缓断奶。

4. 断奶过程中，妈妈乳房如有胀感、不适时，可以冷敷；如果感到乳房胀痛，可以少量挤出一点乳汁，注意不要全部排空（全部排空会产生更多的乳汁），经过一段时间，乳汁分泌会越来越少，最后完全停止。如出现乳腺硬块、局部皮肤发红、发热等症状，应及时去医院就医。

5. 断奶期间，要注意观察宝宝的大便、体重情况，发现异常现象时，要及时寻求专业人员的帮助。

✳ 第四十五课 宝宝出现特殊情况，可以母乳喂养吗？

母乳喂养的好处是众所周知的，很多妈妈都希望坚持母乳喂养。然而，在母乳喂养的路上会遇到各种各样的"拦路虎"，如宝宝突然拒绝吃妈妈的奶，不知道宝宝是否吃饱了？宝宝吐奶或者拉肚子怎么办？宝宝出现这些特殊情况时，由于妈妈经验缺乏，可能会束手无策。下面我们来介绍一些特殊情况的应对技巧。

◎ 如何判断宝宝是否吃饱了？

1. 喂哺前乳房饱满，喂哺后乳房变软，说明宝宝吃到了母乳。如果喂哺过程中乳房一直充盈饱满，说明宝宝吸吮无效。

2. 能看到宝宝吞咽的动作并伴有吞咽的声音，宝宝主动放开乳房，表情满足且有睡意，这些都表明乳汁充足且宝宝吃到了乳汁。

3. 宝宝的排尿和排便情况良好，说明宝宝摄入了足够的母乳。

4. 宝宝精神状态好，肌力正常，皮肤色泽健康。

5. 宝宝出生后 7~10 天内体重应恢复至出生体重，此后体重持续增加，满月增长 600 克及以上。

◎ 宝宝没有得到足够母乳的表现有哪些？

1. 如果宝宝吃奶之后经常咂嘴，时常烦躁不安、不高兴，或者把头凑向妈妈的乳房，哭闹不能安静入睡，这说明宝宝还没有吃饱。

2. 宝宝吸吮时听不到吞咽声。

3. 宝宝的尿量每天少于 6 次，而且颜色深黄，或者好几天才大便一次，且又少又干。

4. 宝宝体重增长不足，生长曲线平缓甚至下降，宝宝满月体重增长低于 600 克。

◎ 宝宝拒乳怎么办？

1. 宝宝可能习惯奶嘴，产生了乳头错觉而拒绝妈妈的乳头。使用人工奶嘴的宝宝，舌头动作、吸吮和吞咽的动作都和母乳喂养的宝宝不同，由于奶瓶中的乳汁会很容易流出来，宝宝喝奶是比较轻松的，如果宝宝用惯了人工奶嘴，再进行母乳喂养时，宝宝就会用吸吮人工奶嘴的方法来吸吮妈妈的乳头，很难吸出妈妈乳房的乳汁，并且使妈妈乳头疼痛，乳汁生成减少。这种情况预防最重要，产后妈妈和宝宝要早接触、早开奶，不给宝宝吸吮奶瓶和安慰奶嘴。要纠正宝宝的乳头错觉，克服困难，让宝宝反复练习；也可以使用乳旁加奶的方法，帮助宝宝重新熟悉妈妈的乳房。

2. 妈妈的乳汁可能流得太快，宝宝吸吮时常常呛到，因此拒绝吃妈妈的乳汁。妈妈托乳时，可以采用剪刀式托乳，中指和食指夹住乳房，减少乳汁的流出量。建议不要将乳房中剩余的乳汁挤出，以保证妈妈产生的乳汁和宝宝的需要维持平衡。

3. 妈妈的乳房可能堵住了宝宝的鼻孔，也可能是宝宝鼻塞，使宝宝因呼吸困难而拒绝妈妈的乳房。如果是前者，妈妈要纠正哺乳姿势，让宝宝的身体贴近妈妈的身体，宝宝的下颌紧贴妈妈的乳房，宝宝略呈仰头位，这样可避免妈妈的乳房堵住宝宝鼻孔。如果是宝宝鼻塞，可以用湿热的毛巾热敷宝宝鼻根部，注意不用过热毛巾以免烫伤宝宝皮肤，如有明显的分泌物堵塞，可刺激宝宝鼻黏膜，促使宝宝打喷嚏，将分泌物排除。若以上办法均无效，而且分泌物增多，宝宝出现哭闹不安等其他症状，应及时就医，并在医生指导下用药。

4. 妈妈的乳房可能因为肿胀（乳汁过多、变硬）而使宝宝很难吸吮。遇到这种情况，妈妈可以先适当挤出一些乳汁到宝宝嘴里，同时也会使乳头周围的乳晕稍微软一点，这样宝宝比较容易衔接乳头和乳晕。注意不要挤出太多的乳汁，否则会增加泌乳，加重乳房肿胀，影响乳汁的供需平衡。

5. 有的宝宝可能比较容易分心。妈妈多抱一抱、多爱抚宝宝，多与宝宝肌肤接触，让宝宝远离嘈杂的环境，单独在安静的房间喂奶。妈妈尽量不要更换使用沐浴露、香水等改变妈妈气味的日用品。如果妈妈恢复月经，注意经期卫生。

6. 宝宝可能有异常情况。有一些伤痛会导致宝宝暂时无法吃奶，比如产伤、鹅口疮等。因此，当宝宝拒绝妈妈的奶时，应仔细观察宝宝，如有异常情况时尽快送医院进行检查治疗。

总之，宝宝拒乳时，应寻找原因，去除原因或治疗，改善喂哺技巧，帮助宝宝再次喜爱母乳喂养。这个过程是艰辛的，妈妈要建立信心、克服困难。即使宝宝有乳头错觉，暂时人工喂养，也要用杯子喂，避免使用奶瓶、奶嘴或者其他类型的安抚奶嘴，也可采用滴管或者母乳喂养辅助器乳旁加奶的方法。如果自动断奶，则顺其自然。

◎ 宝宝腹泻时可以继续母乳喂养吗？

在大多数情况下，母乳喂养的宝宝排稀便时可以继续进行母乳喂养。母乳的成分比较容易消化吸收，一些成分能使大便保持湿润，因此，母乳便通常比较稀软。有时，宝宝一边吃奶一边排便，这是因为口腔吸吮动作促进了肠道蠕动。因此，在生后的最初 4～6 周，母乳喂养的宝宝每天会排稀便，这不是腹泻，不需要停止母乳喂养。

如果宝宝有腹泻，可缩短每次喂奶的时间，增加哺乳频率，让宝宝吃到前半部分的乳汁，因为前奶主要含水和蛋白质，后奶含较多的脂肪，宝宝吃了不易消化，可以把这部分乳汁挤出来，等宝宝恢复后，再按正常的喂哺方法进行。

如果宝宝出现排便次数多，有水样便，大便中带有血丝，或伴随着尿量减少、发热等症状，需要尽快带宝宝就医。即使这样，也可以继续母乳喂养，因为母乳有助于对抗疾病和减缓疾病损耗带来的体重丢失，帮助宝宝更快恢复健康。

◎ 宝宝黄疸时如何母乳喂养？

宝宝出现生理性黄疸时，一般不会有明显的不适症状，妈妈可以继续母乳喂养，尽可能做到频繁有效的哺乳。

如果宝宝出现病理性黄疸，可能有吸吮无力、嗜睡等症状，导致难以有效喂养，还会加重黄疸症状。在宝宝吸吮不佳时，妈妈可以通过吸乳或挤奶来启动和维持泌乳，将乳汁通过杯喂或乳旁加奶等方式喂给宝宝，增加宝宝摄入的奶量和排便次数，促进胆红素的排出。胆红素水平较高时，宝宝可能还需要进行光疗，建议妈妈在黄疸治疗期间继续哺乳，或通过吸乳来启动和维持泌乳。

母乳喂养的宝宝可能有黄疸持续不退，迁延 1～2 个月。母乳性黄疸的机制尚不清楚，可能是母乳中的某种成分增强了肠道对胆红素的重吸收。过去经常建议通过暂停母乳喂养来诊断母乳性黄疸，但现在的研究认为这种方法弊大于利。如果宝宝能吃能睡、精神状态较好，大便黄色或黄绿色，体重增长也很正常，医生评估黄疸程度不严重且未发现其他问题，妈妈一般无需因为母乳性黄疸而中断母乳喂养，只需动态监测黄疸程度。如果胆红素水平持续不降低甚至增高，应评估是否存在其他导致胆红素水平升高的原因。需要进行光疗等治疗时，都可以持续哺乳，要尽量避免停喂母乳。

◎ 宝宝肠胀气的常见原因有哪些？

肠胀气是指由多种原因导致肠道内积聚过量的气体而不能排出。

宝宝肠胀气的常见原因如下：

1. 喂养方式不当。喂养方式不当会让宝宝吞入大量的空气。母乳喂养姿势不对，没有让宝宝衔接大部分乳晕，使宝宝吞入很多空气。使用奶瓶喂养时，奶嘴大小不合适导致。奶嘴孔太大，宝宝很容易把空气和奶一起吸进去；奶嘴孔太小，宝宝会因吸不到奶而使劲吸，在这个过程中也容易把空气吸进去。有些妈妈没有经验，等到宝宝饿得很厉害才给宝宝喂奶。因为宝宝太饿，就会吸得很急很用力，这样也很容易把空气吸进胃里。

2. 哭闹导致宝宝胀气。宝宝在哭泣的时候也会吞进大量的空气。这样还可能会造成一个恶性循环，一旦宝宝开始哭闹，他往往会因嗝气而腹胀，而腹胀又会进而导致他身体的不舒服，以至于宝宝哭闹得更严重。

3. 消化不良引起胀气。这种情况一般发生在喂配方奶的宝宝，宝宝的生长发育较快，营养需求量比较高，但是宝宝的胃肠道功能发育还不成熟，胃肠蠕动较弱。摄入的营养或是食物无法及时消化吸收，就会导致食物堆积，细菌过度发酵食物，产生气体，也容易使宝宝出现胀气。

◎ 如何预防宝宝肠胀气？

对母乳喂养的宝宝，预防肠胀气的方法如下：

如果是母乳喂养姿势不当，引起宝宝的嘴与母亲乳房的位置摆放不适当，就要纠正喂奶姿势，让宝宝的嘴将乳头和乳晕全都衔住。

不要让宝宝饿得太久后才喂奶，应做到宝宝想吃就喂，妈妈乳房有胀感就喂。宝宝哭闹时，先呵护宝宝，等宝宝平静后再喂奶，在喂奶之后，帮宝宝拍嗝，使肠胃的气体由食道排出。

对配方奶喂养的宝宝，预防肠胀气的方法为：①挑选适宜大小的奶嘴；②用奶瓶喂养宝宝时，要注意让奶水充满奶瓶嘴的前端，不要有斜面，以免让宝宝吸入空气；③一次不要给宝宝喂过多的配方奶，要循序渐进地控制奶量，利于宝宝的消化。

◎ 宝宝出现胀气后如何处理？

宝宝出现胀气时一般情况下可以给宝宝做排气操。

1. 操作前准备：关闭门窗，环境安静，室温调至 26℃～28℃，无对流风；操作者要摘掉手表和首饰，修剪指甲，清洗双手，手要保持温热。

2. 具体方法（可以根据情况选择）：

（1）乾坤大挪移：宝宝平躺，以肚脐为中心，手掌顺时针按摩，一圈为一回合，做 4～8 个回合。

（2）推心置腹：两手交替从宝宝胸口开始，向下轻抚至大腿根，左右交替各 8 次；两手并排，从宝宝胸口开始，向下轻抚至大腿根，做 8 次。

（3）蹬"单车"：握住宝宝脚踝、小腿，两腿交替往腹部蜷缩，左右交替各 8 次；双腿膝盖弯曲，双膝同时压住腹部并保持 1～2 秒，做 8 次。

（4）手触膝：一手握住宝宝手臂，另一手握住对侧小腿，让宝宝手摸自己膝盖，左右交替为 1 次，做 8 次。

（5）垂直抱腿：双手握住宝宝双腿膝关节，让宝宝双腿保持伸直，抬起压向腹部，做 8 次。

3. 注意事项：①给宝宝喂奶半小时后做操，避免出现溢奶；②做操时宝宝要穿宽松舒适的衣物，方便活动；③动作轻柔，全程与宝宝有情感交流；④经常有胀气的宝宝，每天可以做 3～4 次；⑤若宝宝烦躁不安，应立即停下来。

4. 异常胀气应尽快就医。如果宝宝持续胀气无缓解，并伴有呕吐等情况，就需要及时带宝宝就医。

◎ 宝宝溢奶怎么办？

溢奶通常指在喂奶后宝宝随即有 1～2 口奶水返流入口中，从嘴边溢出。一般是因为喂奶后更换了体位或者是没有将胃内的空气排出。一般溢奶会自然消失，不会影响宝宝的生长发育。

建议喂奶后将宝宝竖抱，宝宝的脸向着抱持者肩部，抱持者另一手呈空心状，由下至上轻拍宝宝后背，把胃内空气排出，防止溢奶。

◎ 宝宝吐奶怎么办？

吐奶是由于消化道和其他有关脏器受到异常刺激引起的神经反射性动作，吐奶多时会喷射性地从口中甚至鼻腔涌出。

吐奶可分为生理性吐奶、病理性吐奶等。

新生宝宝胃食管发育不成熟，胃容量小且略呈水平位，入口松、出口紧，容易发生生理性吐奶，其性状多为新鲜奶汁，无黏液等。建议喂奶前更换尿布，喂奶后减少搬动；喂奶后给宝宝拍背，排出吞咽的空气；宝宝取头高足低斜坡（15°~20°）右侧卧位。对于经常吐奶的宝宝，夜间最好坐起来，在清醒状态下给宝宝喂奶。

一些病理性疾病会造成宝宝吐奶，如感染性疾病（胃肠道感染、呼吸道感染等）、胃食管返流、其他消化道器质性问题、颅内高压等，吐奶性状可有乳凝块多，伴酸腐味或臭味，频繁持久，有时呈草绿色、咖啡色或鲜红色等，应带宝宝及时就医。

喂养不当，乳头内陷，如喂养过多过频时，其吐奶性状为有奶汁或奶凝块，伴酸味，此时建议按需喂奶，少量多次喂奶；如果妈妈泌乳过多，则妈妈要用手指轻压乳晕，减慢乳汁流出速度。

另外，妈妈应观察宝宝每天呕吐的次数、大小便情况等，喂奶时应仔细观察宝宝面色及表情，如果宝宝呕吐且伴有其他症状，或者每天多次吐奶，应尽快带宝宝就医诊疗。

◎ 宝宝呛奶怎么处理？

1. 喂奶姿势不当：宝宝的胃呈水平位，如果妈妈的奶很多，平躺着喂奶时，奶汁流出太急，宝宝吞咽跟不上，容易引起宝宝呛奶。建议尽量采取坐位喂奶，尤其是奶水多的妈妈，让宝宝头部身体呈直线，上半身呈30°~40°斜躺于妈妈怀中，妈妈另一只手以拇指和食指轻轻夹着乳房喂奶，以防奶汁流出太急而引起宝宝呛咳。

2. 喂奶时机不正确：宝宝哭闹、欢笑或者十分饥饿的时候喂奶也容易引起呛咳。应观察宝宝饥饿的表现，把握合适的时间及时喂奶。

3. 过量喂哺易引起宝宝呕吐呛咳。应按需喂哺，少量多次，喂奶后拍背，右侧卧位，或头偏向一侧。

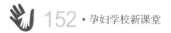

4. 其他病理因素：宝宝吞咽能力不协调、呼吸系统感染或者发育不健全等都可引起宝宝呛咳。如果宝宝反复出现呛奶，需要及时就医检查，明确诊断，及时治疗。

5. 人工喂养时，奶嘴开孔过大易引起呛奶。注意奶嘴开孔适度，购买适合月龄的奶嘴型号，尽量不自行剪开奶嘴。

宝宝呛奶的紧急处理：①立即停止喂奶，密切观察宝宝呼吸状况及面色变化；②把宝宝抱起脸朝下，快速清理口鼻里的奶液、分泌物等，缓解宝宝呛奶的情况，防止宝宝出现窒息；宝宝呛奶处理以后，要观察宝宝是否有呼吸困难、精神差等异常情况，必要的时候及时就医；③如果宝宝呛奶后憋气不能呼吸或者脸色发青，表示呕吐物已经进入气管，应立即将宝宝俯卧在家长膝部，手掌用力拍打宝宝后背肩胛中间部位 4～5 次，使其能够咳出。如果仍无效，马上拍打刺激宝宝脚底板，使其疼痛而哭出来，加深呼吸以增加氧气吸入。在进行以上急救过程中，同时将宝宝送往医院处理。

第四十六课　什么大便是正常的？

我们从宝宝的大便中可以获得宝宝的喂养、消化、吸收以及是否存在消化系统疾病等各种信息，那么什么大便是正常的呢？是不是除了金黄大便外其他的都异常呢？妈妈们不必过于紧张和担忧，大便不是金色也不一定不正常。

◎ 宝宝的大便正常吗？

1. 胎便：出生后 24 小时内开始排出胎便，通常 48～72 小时会排干尽。胎便为墨绿色、黏稠状，无臭味，由胎儿肠道分泌物、胆汁及咽下的羊水等组成，

2. 过渡便：黄绿色软糊便，系少量胎便混合母乳或配方奶消化后的残渣，若开奶延迟或摄入奶量太少，过渡便出现的时间也会推迟。母乳喂养的宝宝在出生后 2～3 天后开始排过渡便，逐渐进入黄色的阶段。

3. 哺乳期母乳喂养的正常大便：金黄色软糊稀便，无明显臭味，

可有少量气泡，排便次数较多，一天2～5次到7～8次均属于正常的生理现象，只要宝宝精神及吃奶情况良好，体重增加正常，没有排便困难、腹痛、胀气，均属正常，妈妈不必担心。随着宝宝月龄的增长，大便次数会逐渐减少，2～3个月时宝宝排便次数会较前减少至每天1～2次，部分为2～3天一次，但只要排便规律，每次便量较多，颜色正常，粪便性状稍微干燥，但较细腻，质地比瓶装的花生酱稀，这也属于正常情况。

4. 大便中有奶瓣：多与妈妈的饮食有一定关系，也和宝宝月龄小、消化道发育不完善有关。建议母乳喂养的妈妈清淡饮食，若宝宝身高体重增长正常，也属于正常情况。

5. 配方奶喂养宝宝的大便：土黄或金黄色，略带一些酸臭味，每天1～2次，通常会干燥、粗糙一些，稍硬如膏，但只要能顺利排便、没有便秘就属于正常情况。部分宝宝大便有时会黄中带绿或青绿，这是因为配方奶铁质含量很高，当宝宝对奶粉中的铁质吸收不完全时，多余的铁质就会使大便带绿色，这也属于正常情况。

6. 随着宝宝添加辅食（米粉和香蕉泥之类的软食）数量和种类的增多，宝宝的大便开始逐渐接近成人，颜色会逐渐加深，如棕色或深棕色，比花生酱稠，但仍然是糊状。蔬菜、水果吃得较多的宝宝大便会较蓬松，鱼、肉、奶、蛋类吃得较多的宝宝大便会比较臭。

◎ 益生菌能防治宝宝所有肠道问题吗？

益生菌是有益的，但不能解决宝宝的所有肠道问题，腹泻等疾病大部分与宝宝的免疫力以及病原体的数量和毒性有关。

益生菌的作用是保护肠道、提高抵抗力和促进营养物质吸收。

1. 保护肠道：增加有益菌数量，抑制有害菌生成，调节肠道菌群，维持肠道菌群平衡。

2. 提高抵抗力：益生菌的有效补充能刺激黏膜抗体分泌型免疫球蛋白A（sIgA）分泌，提高抵抗力，降低儿童出现感染性疾病的风险。

3. 促进营养物质吸收：产生乳糖酶，缓解乳糖不耐症，促进乳糖的消化吸收。促进肠道对膳食纤维的消化。产生有机酸，促进钙、铁及维生素D等营养物质的吸收。

给宝宝吃的益生菌与成人的益生菌不同，宝宝吃的益生菌多用于激活宝宝的免疫系统、调整肠道环境、促进肠道发育。

国家卫生健康委员会 2022 年 8 月公布的《可用于婴幼儿食品的菌种名单》中包括嗜酸乳杆菌 NCFM、动物双歧杆菌乳亚种 Bb-12、动物双歧杆菌动物亚种 HN019、动物双歧杆菌乳亚种 Bi-07、鼠李糖乳酪杆菌 GG、鼠李糖乳酪杆菌 HN001、鼠李糖乳酪杆菌 MP108、罗伊氏黏液乳杆菌 DSM17938、发酵黏液乳杆菌 CECT5716、短双歧杆菌 M-16V、瑞士乳杆菌 R0052、长双歧杆菌婴儿亚种 R0033、两双歧杆菌 R0071、长双歧杆菌长亚种 BB536，一共 14 个菌种可合法用于 1 岁以上幼儿食品。我们在选择含有益生菌的幼儿食品时，可以先看配方表，如果菌种是以上 14 种之内的，就可以认为是安全的。妈妈为宝宝选购益生菌前，建议咨询有资质的医生，医生会根据宝宝的情况进行评估和推荐。

当宝宝出现一些疾病的时候，如腹泻或者便秘，也可以选择益生菌调整肠道菌群，让肠道内的有益菌增多，减少有害菌定植，帮助恢复肠道健康，但需要在医生的指导下服用。

◎ 宝宝的大便出现什么情况是异常的？

宝宝的大便有如下表现时，可能存在异常情况，一般需尽快就医。

1. 陶土色便：灰白色或陶土色大便，小便呈黄色。建议尽快就医，排除先天性胆道梗阻的可能，延误诊断和治疗可能导致永久性肝脏损伤。

2. 暗绿色便：海水样，次数多、量多，带有腐败臭味，含有膜样组织和黏液，有时伴呕吐和高热，可能为膜性肠炎，需尽快就医。

3. 蛋花汤样大便：频率多，酸臭味，有少量黏液，可能为病毒感染性肠炎，需尽快就医。

4. 淡黄色的水样便/白色水样便：次数少，每次量多，无腥臭味，可伴发热、咳嗽、咽部充血等上呼吸道感染症状，若发生在秋冬季节，可能为轮状病毒性肠炎，需尽快就医。

5. 棕色泡沫便：若为已添加辅食的宝宝，不排除食物中淀粉类过多，如米糊、奶糕，胃肠道对过多的糖类消化不良，应调整饮食结构，可添加益生菌，继续观察。若为未添加辅食的宝宝，需立即就医。

6. 臭鸡蛋味便：可能为蛋白质摄入过量，或蛋白质消化不良，调整饮食结构后继续观察，可以添加益生菌。

155

7. 黄绿色有黏液豆腐渣样稀便：考虑白色念珠菌感染，有些宝宝合并鹅口疮，需立即就医。

8. 羊屎颗粒样便：干燥颗粒状，排出费力，长时间不排，考虑便秘，需立即就医。

9. 血便：根据血便的性质及含血量多少可判断血便情况，出现血便需立即就医。坚硬大便表面有新鲜血迹，粪便内没有血液，可能是大便硬导致肛门裂伤。血和大便混合，可能有肠炎。黏液脓血便，伴腹痛，可能伴高热及惊厥，可能是肠炎或细菌性痢疾。红豆汤样棕色血水便，呈暗红色，伴恶臭，常合并腹痛、呕吐、高热及休克，可能是出血性坏死性肠炎。果酱样黏液脓血便，可伴有阵发性哭闹，可能有肠套叠。出现柏油样便，可能有消化道出血。

✳ 第四十七课　如何给宝宝洗澡？

对于新手爸妈来说，给宝宝洗澡是一件比较棘手的事，很多时候洗澡方式不正确，可能会让宝宝受伤，也容易出现宝宝不配合而延长洗澡时间，导致宝宝感冒等情况。新手爸妈应该怎么给宝宝洗澡呢？

◎ 宝宝出生后什么时候可以洗澡？

刚出生的新生宝宝需要从宫内水环境逐渐适应宫外含氧环境的转变过程。为保持宝宝体温稳定，正常新生宝宝出生后 24 小时开始洗澡；如果妈妈患有体液传播疾病，需要给新生宝宝清洁身体上的羊水和血迹，观察 4~6 小时，待宝宝生命体征平稳后再洗澡，且要严格控制室温，避免新生宝宝因洗澡造成体温丢失过多。

洗澡的频率和时间应根据每个宝宝的个体情况和需要来确定，同时还要结合不同季节和环境洁净程度等因素综合考虑，通常情况下，每天洗一次即可。

◎ 给宝宝洗澡前要做哪些准备？

1. 宝宝准备：应在喂奶前或喂奶后 1 小时给宝宝洗澡，以防止宝宝吐奶或溢奶。

2. 物品准备：洗澡前将所需物品备齐，如浴盆、水温计、39℃～41℃热水（水量约浴盆的 2/3）、婴儿浴液、婴儿洗发液、大小毛巾、宝宝的尿布及衣服、包被或小毯子、无菌棉签、75％乙醇、鞣酸软膏或护臀霜、婴儿润肤露、平整便于操作的处置台（或者大床），必要时准备婴儿秤等。

3. 环境准备：调节室温至 26℃～28℃，关闭门窗，避免空气对流，减少人员走动。

4. 洗澡人员准备：不要戴首饰，检查修剪手指甲，洗手。

◎ 给宝宝洗澡有什么顺序吗?

检查宝宝大小便情况，必要时先用柔湿巾清洁宝宝会阴部和臀部。

1. 洗脸：把小毛巾对折两次，分别用毛巾的四个角擦拭眼睛、鼻和嘴，第一个角擦洗宝宝的一只眼睛（由内眦向外眦），第二个角擦另一只眼睛，第三个角擦鼻翼两侧（自上而下），第四个角擦口唇四周，最后用毛巾的面擦前额、两颊和下颌。

2. 洗头：操作者用左前臂托住宝宝的背部，左手掌托住头颈部，拇指与中指分别将宝宝的双耳廓折向前按住，防止水流入耳朵内造成内耳感染，左臂及腋下夹住宝宝臀部及下肢，将头移至洗澡盆边。取适量沐浴露，轻柔按摩头部，用清水洗净、擦干（图 4-5）。

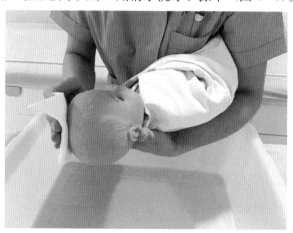

图 4-5　给宝宝洗头

3. 清洗身体正面：操作者将宝宝头部枕于左前臂，手置于宝宝腋下，按顺序清洗颈部—腋下—上肢—前胸—腹部—下肢—腹股沟—会阴（图 4-6 至图 4-8）。

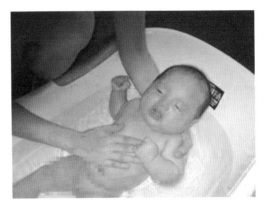

图 4—6 清洗身体正面（1）

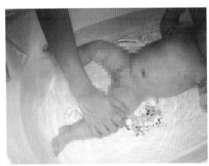 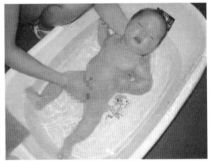

图 4—7　清洗身体正面（2）　　　图 4—8　清洗身体正面（3）

4. 清洗背部：操作者右手托住宝宝的腋下，让宝宝趴在右手腕上，清洗宝宝的背部—臀部（图 4—9）。

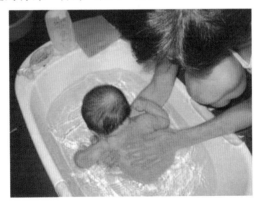

图 4—9　清洗宝宝背部

5. 按照把宝宝放入水中的方法，将宝宝抱出（图 4—10），迅速用大毛巾包裹宝宝全身将水分吸干。

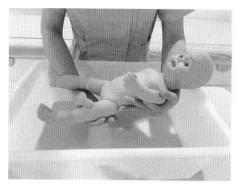

图 4-10 把宝宝放入水中和抱出

6. 用 75% 乙醇消毒新生宝宝的脐带残端和脐周，给宝宝的臀部擦拭鞣酸软膏，兜好尿布、穿好衣服。

◎ 给宝宝洗澡时要注意什么？

1. 准备热水时，先放冷水后放热水，可将水温调到 39℃~41℃，到洗澡时水温会略降低一点至 38℃~40℃。给宝宝洗澡前要先试水温，防止烫伤。

2. 选择中性温和的沐浴露。

3. 洗澡时勿使水流入眼、耳、鼻，注意洗净皮肤皱褶处。

4. 宝宝头部如果有皮脂结痂，不可用力去除，可涂油剂浸润，如液状石蜡、植物油等，待痂皮软化后清洗。

5. 洗澡动作轻快敏捷，避免着凉，最好在 10 分钟内完成。

6. 注意宝宝的安全，洗澡过程中始终将宝宝抱牢，防止在盆内滑倒，不可将宝宝单独留在处置台上或床上，防止坠落。

7. 注意观察宝宝的面色、呼吸、皮肤、肢体活动等全身情况，如有异常，应停止洗澡，及时带宝宝就医。

※ **第四十八课　如何促进宝宝的运动发育？**

宝宝"呱呱"落地，妈妈们的担心来了：我家宝宝的头摇摇晃晃的，抱在手上软踏踏的，是没力气吗？我家宝宝的头老是往后仰，还经常满脸通红，拳打脚踢，是多动症吗？宝宝什么时候可以翻身？宝宝什么时候可以坐起来？

宝宝早期的运动发育水平是反映宝宝智力的一项重要指标，运动发育遵循一定的规律，是在大脑皮质直接参与和控制下发展的，还与脊髓及肌肉的协调功能有关。在关键时期，家长及时发现与科学干预能促进宝宝的运动发育与智力发展。

◎ 宝宝动作发育有何规律？

1. 自上而下。即沿着头部—躯干—脚的顺序发展，如宝宝先学会抬头，然后才会坐、爬、站与走。

2. 由近及远，由大到小。即先控制躯干的大肌肉群，后控制肢体远端的小肌肉群。如宝宝先学会抬头、抬胸、双臂、双腿等躯干的大肌肉的动作，然后学会手部灵巧的小肌肉的动作。

3. 先泛化后集中，从不协调到协调。如将一块小毛巾放在宝宝脸上，不同年龄的宝宝表现是不一样的。2月龄的宝宝只会全身乱动，出现的是一种泛化反应，5月龄的宝宝能双手定向朝毛巾方向乱抓，8月龄的宝宝能毫不费力地拉下毛巾。

4. 先正面动作后反面动作。如先握物后放下，先学向前走后学倒退走。

◎ 如何判断宝宝运动发育是否正常？

宝宝的运动发展都有其内在的规律性，而且这种规律性对所有宝宝而言都是相似的。

1岁以内宝宝的平衡与大运动：①新生宝宝俯卧时能抬头1～2秒，3个月时抬头较稳，4个月抬头很稳；②6个月时能双手向前撑着独坐，8个月时能坐稳；③7个月时能有意识地从仰卧位翻身至俯卧位，然后从俯卧位翻身至仰卧位；④7～9个月可用双上肢向前爬；⑤11个月时可独立站片刻，1岁左右自己会走。

1岁以内宝宝的细运动：①新生宝宝动作无规律、不协调，紧握拳；②3～4个月握持反射消失，之后手指可以活动；③6～7个月时有换手与捏、敲等探索性动作；④9～10个月时可用拇指、食指拾物，喜欢撕纸；⑤1岁左右时学会用匙，乱涂画。

如果发现宝宝出现以下情况，就应及时带宝宝到医疗保健机构检查与干预治疗：①新生宝宝手脚经常打挺，用力屈曲或伸直，好像

"很有力"；②满月后头老往后仰，不能竖头；③3 个月不能抬头；④4 个月仍紧握拳，拇指紧贴手掌、内收；⑤5 个月俯卧时前臂不能支撑身体；⑥6 个月扶立时尖足，足跟不能落地；⑦7 个月不能发 ba、ma 音；⑧8 个月不能独坐；⑨头和手频繁抖动；⑩整日哭闹或过分安静，喂养困难。

◎ 头部控制的训练方法有哪些？

运动发育的第一步是抬头，新生宝宝颈部肌群的发展与控制决定着宝宝的头是否能竖稳，也影响宝宝后续的运动发育。

1. 竖抱，让宝宝依靠自身的力量自主竖头。

（1）将宝宝面对面双手环抱，头依靠家长的胸或肩（图 4-11）。

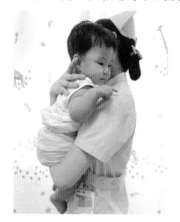

图 4-11 将宝宝面对面双手环抱

（2）将宝宝背靠家长胸腹部环抱，家长用一只手环抱宝宝，另一只手托扶宝宝臀部（图 4-12）。

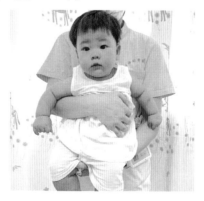

图 4-12 将宝宝背靠家长胸腹部环抱

2. 宝宝俯卧位，两手臂放身体两侧前上方做肘支撑状，注意床垫不能太松软，以防堵住宝宝口鼻。

（1）家长位于宝宝的左侧或右侧，用一只手由下向上拍宝宝前额，另一只手由头向尾抚摸宝宝背部，使宝宝脊柱伸展促进抬头（图4-13）。

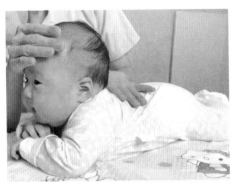

图4-13　使宝宝脊柱伸展

（2）家长位于宝宝的后面，用手扶住宝宝双肩，使宝宝俯卧位到前臂支撑，再同时向下压（图4-14）。

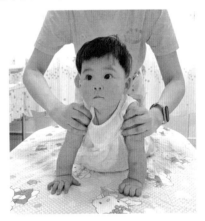

图4-14　使宝宝俯卧位到前臂支撑

（3）家长位于宝宝的前方，双手托举宝宝腹部，注意控制宝宝的双手，宝宝的手应外旋。

3. 宝宝仰卧位，保持头中正位。

（1）家长位于宝宝正面，距宝宝头面部20厘米处用红色玩具左右逗引宝宝追寻至90度（图4-15）；距宝宝耳朵10~15厘米处用发出柔和响声的玩具左右逗引宝宝转头寻声（图4-16）。

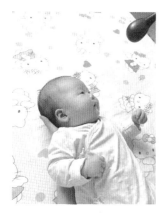
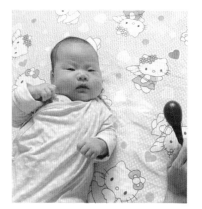

图4—15　用红色玩具左右
移动逗引宝宝追寻

图4—16　用发出柔和响声的玩
具左右移动逗引宝宝转头寻声

（2）家长位于宝宝的左侧或右侧，双手抓住宝宝的双手，将其慢慢拉起（图4—17）。

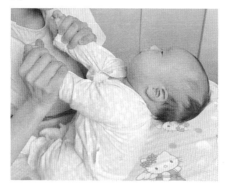

图4—17　家长双手抓住宝宝的双手并将其慢慢拉起

（3）家长位于宝宝的前面，抓住宝宝双手并拉起放在宝宝膝盖上（图4—18）。

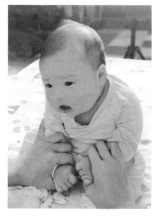

图4—18　家长抓住宝宝双手并拉起放在宝宝膝盖上

163

◎ 怎样促进宝宝运动发育？

宝宝的运动发育包括大运动发育与精细运动发育，恰当的运动训练对宝宝的脑发育有很大的促进作用。运动宜在宝宝睡醒、情绪状态好、喂奶前后1小时进行。将宝宝放在铺有软垫的操作台或地垫上，操作者心情愉悦，取下手上饰物，辅以欢快的音乐，并用欢快的语言跟随音乐告知宝宝在进行的动作，每日4~6次，每次10分钟。1~3月龄的宝宝可以进行大运动训练、精细运动训练和抚触。

1. 大运动训练。

（1）俯卧位：①用玩具逗引或熟悉的人叫名字诱其抬头；②腋下垫一枕头，用手扶其前额帮助被动抬头（图4-19、图4-20）；③操作者手掌从宝宝头顶开始对头颈至两肩胛内侧部行深浅感觉的刺激，刺激抬头；④俯卧于妈妈身上，母子面对面，让宝宝抬头。

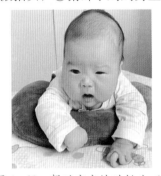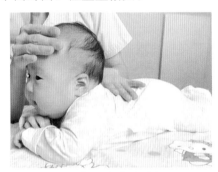

图4-19　帮助宝宝被动抬头（1）　　图4-20　帮助宝宝被动抬头（2）

（2）仰卧位：①宝宝头保持中正位，扶握宝宝双侧上臂拉坐起至45度时稍停，逗引宝宝左右找寻，再缓慢拉起至90度让头竖立5秒以上，促进宝宝头颈前倾，提高躯干的控制能力；②由屈曲90度的坐位慢慢向下仰卧放回（图4-21），促进头部后屈。

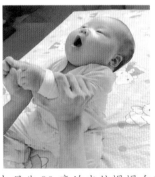

图4-21　由屈曲90度的坐位慢慢向下仰卧放回

2. 精细运动训练。

（1）仰卧位被动抓握和触摸：①把不同感觉、质地的东西放到宝宝手里，使被动抓握；②帮助触摸奶瓶、妈妈的脸和乳房。

（2）仰卧位主动抓握：用细柄玩具或操作者的手触碰宝宝小手手掌心使其主动抓握，并稍用力外拉，促使其用力握住，保持10秒以上（图4－22至图4－23）。

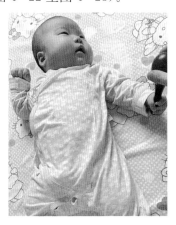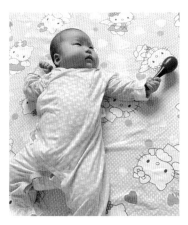

图4－22　宝宝主动抓握（1）　　图4－23　宝宝主动抓握（2）

3. 在宝宝洗澡后进行抚触或被动操，有效地触觉可以刺激宝宝的大脑发育，促进运动发展。

✳ 第四十九课　如何给宝宝做抚触？

每个家庭都非常注重宝宝的身心健康。在产科门诊和孕妇学校，经常有准妈妈或新妈妈问：给宝宝抚触就是给宝宝做按摩吗？抚触对宝宝有哪些好处？具体怎么做？要注意什么？下面我们来解答有关宝宝抚触方面的问题。

◎ 什么是给宝宝抚触？

给宝宝抚触是指通过抚触者双手对宝宝皮肤各部位进行有次序、有手法技巧的抚摩，对宝宝皮肤产生温和刺激，并传入中枢神经系统，产生一系列生理反应。抚触有利于宝宝的生长发育和心理健康。

抚触不同于中医按摩。中医按摩即推拿，是通过手法作用于人体体表的特定部位，达到防治疾病的目的。在这个过程中，手法及作用部位的准确等技巧是最重要的。抚触是对宝宝非特定部位肌肤施以轻柔爱抚，不是机械的操作，是综合信息的传递，是促进宝宝健康成长的一种保健措施，也是充满爱的情感交流。

◎ 给宝宝抚触有哪些好处？

给宝宝抚触的好处有：①促进宝宝血液循环及皮肤新陈代谢；②改善宝宝睡眠；③促进宝宝对食物的消化、吸收，促进生长发育；④提高宝宝抗病能力；⑤促进宝宝神经系统的发育，提高宝宝应激能力；⑥促进亲子交流，舒缓妈妈压力，有利于宝宝情商的发育；⑦帮助妈妈促进乳汁分泌，促进子宫恢复。

◎ 给宝宝抚触前要做哪些准备？

宝宝出生后 24 小时，经医生评估没有异常情况，一般来说，可以给正常足月儿和早产儿做抚触。

一般在宝宝沐浴后，两次哺乳之间进行抚触较好。在家里，可让宝宝躺在大床上抚触，用柔软的被褥垫好。抚触前要做好相关准备。

1. 关闭门窗，室内环境安静、整洁、舒适，光线柔和，室温调至28℃左右，播放柔和的轻音乐。

2. 抚触者取下手表、首饰，修剪指甲（必要时），清洁并温暖双手。

3. 宝宝清醒、安静，不疲倦、不饥饿或太饱、不烦燥时，取舒适的平仰卧位，清洁会阴部并换好尿片。

4. 准备宝宝衣服、一次性尿裤或棉纱尿布、大浴巾、小毛巾、湿纸巾、婴儿润肤油或润肤露、灭菌棉签、75％乙醇等。

◎ 给宝宝抚触的基本步骤有哪些？

一般按照从上而下、自前而后的顺序，即先头面、胸腹，后上肢、下肢，最后背腰、臀部，也可根据宝宝具体情况灵活调整抚触顺序，每个动作可重复 4～8 次。给宝宝抚触的基本步骤如下：

1. 头面部：①抚触者用双手拇指指腹（手指掌面前段）从宝宝前额中央，沿眉毛上缘向外滑向两侧发际（图 4-24 至图 4-25）；②抚触者用双手拇指指腹分别自宝宝下颌处向外上滑动，让上下唇形成微笑状（图4-26）；③抚触者用手从宝宝前发际抚向脑后，经过后发际，最后中指回到宝宝的耳后，可以两侧同时进行，如同洗头，也可以先做一侧，再做另一侧（图4-27至图4-28）。

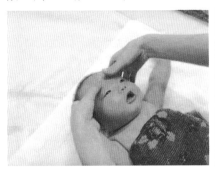 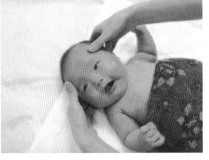

图4-24　抚触宝宝额部（1）　　　图4-25　抚触宝宝额部（2）

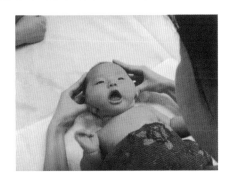

图4-26　抚触宝宝面部

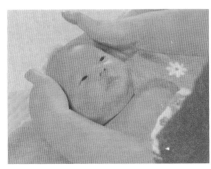 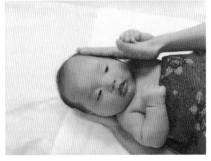

图4-27　抚触宝宝头部（1）　　　图4-28　抚触宝宝头部（2）

　　2.胸部：抚触者把双手分别放在宝宝胸部的两侧外下方，用指腹从宝宝两侧肋缘向对侧上方交叉推进至肩部，双手交替，像在宝宝的胸部画个大的交叉形（图4-29）。

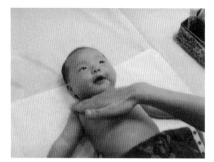

图 4—29　抚触宝宝胸部

3. 腹部：①抚触者用两手指腹依次从宝宝的右下腹至右上腹，再至左上腹，向左下腹移动，呈顺时针方向画半圆，双手交替（图 4—30）。②抚触者右手在宝宝左腹由上向下画一个英文字母"I"，从宝宝右上腹至左上腹，到左下腹，画一个倒的"L"（LOVE），从宝宝的右下腹至右上腹，至左上腹，向左下腹画一个倒"U"（YOU），做这个动作时，用关爱的语气对宝宝说"我爱你"（I LOVE YOU）。两种方法可任选一种。

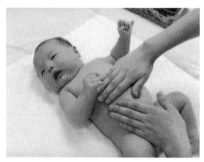

图 4—30　抚触宝宝腹部

4. 四肢：抚触者用一只手握住宝宝的一侧手，另一只手从宝宝该侧上臂至手腕轻轻挤捏滑行，两手交替，像挤牛奶一样，然后从上到下搓滚（图 4—31）。对侧和双下肢方法相同（图 4—32）。

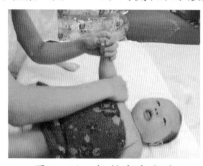

图 4—31　抚触宝宝上肢

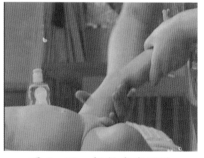

图 4—32　抚触宝宝下肢

5. 手和足：抚触者用双手拇指指腹从宝宝手掌根部（或脚跟）向手指（或脚趾）方向交替推进，并用其他手指指腹抚触宝宝手背（或脚背）（图4-33）。抚触者再用一只手扶住宝宝手腕部（或足踝部），另一只手的拇指、食指和中指，从宝宝的手指（或脚趾）根部向该手指（或脚趾）顶端轻轻揉捏滑行，每个手指（或脚趾）方法相同（图4-34）。足的做法与手相同（图4-35至图4-36）。

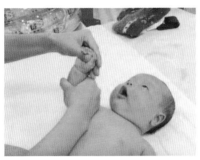
图4-33 抚触宝宝手掌手背

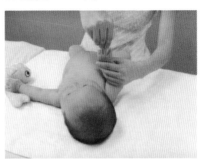
图4-34 抚触宝宝手指

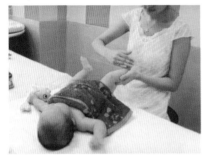
图4-35 抚触宝宝脚掌脚背

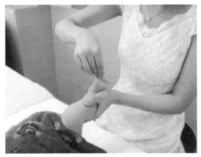
图4-36 抚触宝宝脚趾

6. 背部：抚触者以宝宝脊椎为中分线，把双手平行放在宝宝脊椎两侧，往相反方向平行移动双手至两侧，从背部上端开始，逐步向下渐至臀部（图4-37）。抚触者把双手交替由宝宝头顶沿脊椎抚摸至臀部（图4-38）。双手手指并拢，环形抚触宝宝臀部（图4-39）。

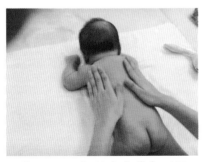
图4-37 抚触宝宝背部（1）

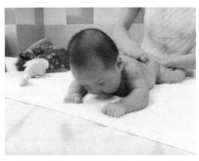
图4-38 抚触宝宝背部（2）

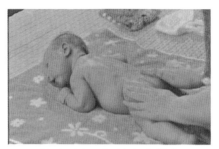
图 4-39 抚触宝宝臀部

根据宝宝状态和环境等情况决定抚触次数和时间，一般每天可以抚触 2 次左右，每次抚触时间一般为 10~15 分钟。

◎ 给宝宝抚触时要注意什么?

1. 抚触者对抚触手法非常熟练，抚触时做到细致、灵活。

2. 抚触前检查宝宝的全身情况，如果宝宝有局部皮肤破损等情况，则该部位暂不做抚触。

3. 每抚触一个部位前，抚触者都需取适量婴儿润肤油或婴儿润肤乳液在手心和指腹，搓揉双手至温暖后，再进行抚触，轻重适宜，用力均匀。

4. 让宝宝处于舒适的位置，不要强迫宝宝保持固定姿势。

5. 抚触时注意宝宝的保暖，尤其在冬天，只需露出给宝宝抚触的部位，尽量遮盖好其他部位。

6. 抚触过程中要注意与宝宝进行语言、目光和情感的交流。

7. 抚触额部时不要让润肤油接触宝宝的眼睛，抚触头部时避免按压囟门，抚触胸部时避开乳腺，抚触腹部时避开脐部。

8. 给宝宝翻身时，抚触者注意用双手及前臂保护宝宝，缓慢将宝宝转动改变卧位，宝宝俯卧时帮助其头偏向一侧。

9. 抚触过程中要注意观察宝宝的反应，如有哭闹、兴奋性增加、肤色出现变化或呕吐等情况，应停止抚触，观察并呵护宝宝至平稳，必要时及时就医。

❋ 第五十课　如何给宝宝做婴儿被动操?

除了给宝宝做抚触，还可以给宝宝做哪些运动? 有一套婴儿被动操，是根据宝宝的大运动发育规律编排的，很适合家长给宝宝做。让我们来了解一下婴儿被动操吧。

◎给宝宝做婴儿被动操有哪些好处？

给宝宝做婴儿被动操不仅能让宝宝骨骼和肌肉得到锻炼，促进宝宝动作的灵活、协调发展，而且能加强宝宝的循环和呼吸系统机能，增加宝宝食欲和机体抵抗力。边做操边对宝宝说话、唱儿歌或播放音乐，能增进父母与宝宝的交流，使宝宝感到放松和愉快，同时促进宝宝语言和认知的发育。

◎给1～3月龄宝宝做婴儿被动操的具体步骤有哪些？

第一节　准备活动，按摩全身

预备姿势：宝宝仰卧位，全身自然放松。

动作：①"一、二、三、四"拍握住宝宝双手腕，从手腕向上挤捏4下至肩（图4-40）；②"五、六、七、八"拍，握住宝宝双足踝，从足踝向上挤捏4下至大腿根部（图4-41）；③"二、二、三、四"拍，自胸部至腹部进行按摩，手法呈环形（图4-42）；④"五、六、七、八"拍动作与"二、二、三、四"拍动作相同。

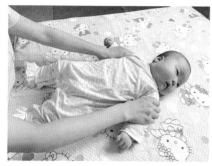
图4-40　按摩全身（1）

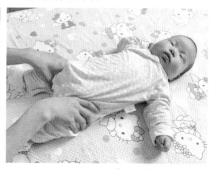
图4-41　按摩全身（2）

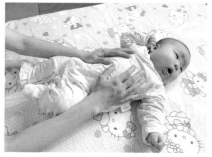
图4-42　按摩全身（3）

第二节　伸屈肘关节及两臂上举运动

预备姿势：两手握住宝宝双手腕部（图4-43）。

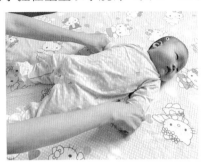

图4-43　预备姿势

动作：①"一"拍将两臂侧平举（图4-44）；②"二"拍将两肘关节弯曲，双手置于胸前（图4-45）；③"三"拍将两臂上举伸直（图4-46至图4-47）；④"四"拍还原（图4-48）；⑤"五、六、七、八"拍动作与"一、二、三、四"拍动作相同。

第二个八拍动作与第一个八拍动作相同。

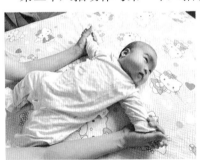

图4-44　将两臂侧平举

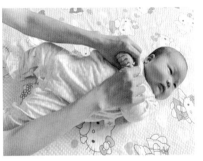

图4-45　将双手置于胸前

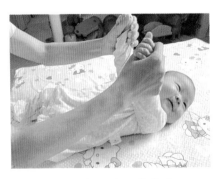

图4-46　将两臂上举伸直（1）

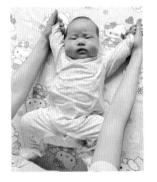

图4-47　将两臂上举伸直（2）

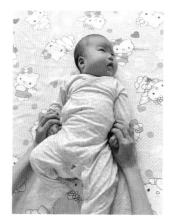

图4—48 将两臂还原

第三节 两臂胸前交叉及肩关节运动

预备姿势：两手握住宝宝双手腕部（图4—49）。

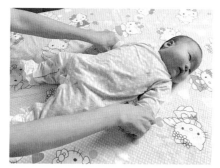

图4—49 预备姿势

动作：①"一、二"拍将两臂侧平举（图4—50）；②"三、四"拍将两臂胸前交叉（图4—51）；③"五、六"拍将右臂弯曲贴近身体，由内向上、向外，再回到身体右侧做回旋动作（图4—52）；④"七、八"拍将左臂弯曲贴近身体，由内向上、向外，再回到身体左侧做回旋动作（图4—53）。

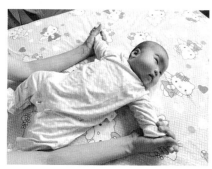

图4—50 将两臂侧平举

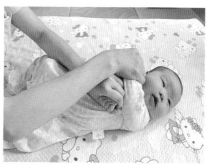

图4—51 将两臂胸前交叉

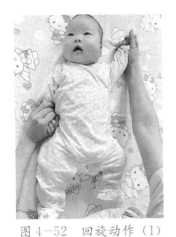 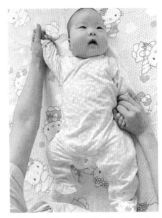

图 4-52　回旋动作（1）　　　图 4-53　回旋动作（2）

第二个八拍同第一个八拍。

第四节　伸屈踝关节运动

预备姿势：第一个八拍，左手握住宝宝左踝部，右手握住左足前掌（图 4-54）。第二个八拍，左手握住宝宝右踝部，右手握住右足前掌。

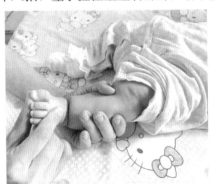

图 4-54　预备姿势

动作：①"一、二、三、四"拍以左足踝关节为轴，向外旋转 4 次；②"五、六、七、八"拍以左足踝关节为轴，向内旋转 4 次；③"二、二、三、四"拍以右足踝关节为轴，向外旋转 4 次；④"五、六、七、八"拍，以右足踝关节为轴，向内旋转 4 次。

第五节　两腿轮流伸屈及回旋运动

预备姿势：双手握住宝宝踝关节上部。

动作：①"一、二"拍伸屈宝宝左腿膝、髋关节（图 4-55）；②"三、四"拍伸屈宝宝右腿膝、髋关节；③"五、六"拍将宝宝左膝关节弯曲，左大腿靠近体侧，由内向外做回旋动作；④"七、八"拍将宝宝右膝关节弯曲，右大腿靠近体侧，由内向外做回旋动作（图4-56）。

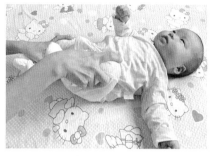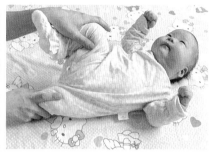

图4-55 伸屈宝宝左腿膝、髋关节　　　图4-56 回旋动作

第二个八拍动作同第一个八拍。

第六节　屈体运动

预备姿势：将宝宝两下肢伸直平放，握住宝宝两膝关节处（图4-57）。

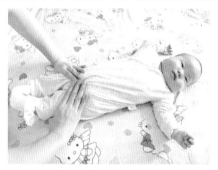

图4-57 预备姿势

动作：①"一、二"拍将两腿上举与身体成直角（图4-58）；②"三、四"拍，还原；③"五、六、七、八"拍动作与"一、二、三、四"拍动作相同；

第二个八拍动作同第一个八拍。

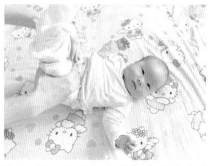

图4-58 将两腿上举与身体成直角

175

第七节　抬头运动

预备姿势：宝宝俯卧于床上（图4-59）。

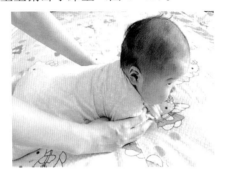

图4-59　预备姿势

动作：①"一、二"拍成人两手位于宝宝胸下；②"三、四、五、六"拍两手托起宝宝，帮助宝宝头逐渐抬起；③"七、八"拍还原。
第二个八拍动作同第一个八拍。

第八节　翻身运动

预备姿势：宝宝仰卧位。
动作：①"一、二、三、四"拍握宝宝左上臂轻轻翻向右侧；②"五、六、七、八"拍还原；③"二、二、三、四"拍握宝宝右上臂轻轻翻向左侧（图4-60至图4-61）；④"五、六、七、八"拍还原。

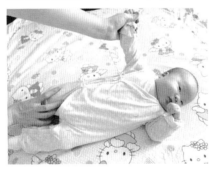
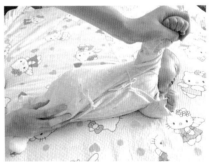

图4-60　握右上臂翻向左侧（1）　　图4-61　握右上臂翻向左侧（2）

第九节　整理活动，按摩全身

预备姿势：宝宝仰卧位，全身自然放松。
动作：①"一、二、三、四"拍握住宝宝双手腕，从手腕向上挤捏 4 下至肩（图 4-62）；②"五、六、七、八"拍，握住宝宝双足踝，从足踝向上挤捏 4 下至大腿根部（图 4-63）；③"二、二、三、四"拍自胸部至腹部进行按摩，手法呈环形（图 4-64）；④"五、六、七、八"拍动作与"二、二、三、四"拍动作相同。

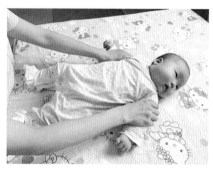
图 4-62　从手腕向上挤捏

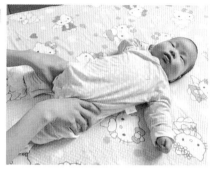
图 4-63　从足踝向上挤捏

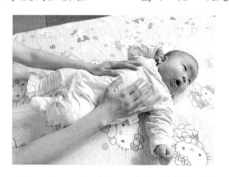
图 4-64　自胸部至腹部进行按摩

◎ 做婴儿被动操应注意什么？

1. 时间和频率：喂奶后 1 小时或喂奶前半小时进行，每次从 5 分钟开始，逐渐延长到 15~20 分钟，每日 1~2 次。

2. 室内空气要新鲜，室温在 18℃~22℃，可播放轻柔而有节奏的音乐，营造愉快的氛围。

3. 最好在稍硬的平面上做婴儿被动操，如将褥子或毯子铺在硬板床或桌子上。

4. 动作要轻柔，使宝宝感到舒适、轻松、愉快。当宝宝表现烦躁时应暂停做操，待宝宝安静后再做。宝宝生病时应暂停做被动操。

5. 如果宝宝很难配合，应找医生咨询。

6. 要保护好宝宝的头颈部，避免剧烈摇晃。

✳ 第五十一课　宝宝有湿疹怎么办?

在门诊经常可以看到妈妈问医生:"我宝宝的皮疹是湿疹吗?"我们一起来认识一下湿疹。

◎ 什么是湿疹?

湿疹是各种内外因素所致的瘙痒性皮肤病,急性期以丘疹和疱疹为主,慢性期以表皮肥厚和苔藓样变为主,是宝宝最常见的变态反应性疾病之一,多见于2~3个月的宝宝,6个月达高峰,持续至3~4岁,发作时常伴瘙痒和皮肤变化,但痊愈后常不会留下任何瘢痕。

◎ 宝宝湿疹有什么表现?

在早期(急性)阶段,会出现红色渗出和结痂部位,有时会起疱。瘙痒通常很剧烈,剧烈瘙痒往往导致不可控的搔抓。在慢性(晚期)阶段,搔抓和摩擦会使皮肤看起来干燥,皮肤变厚,皮肤皱褶加重,表现为深沟和皱纹,即苔藓样变。

宝宝湿疹还有皮肤裂痕、脱屑、渗水、结痂等症状,湿疹严重时宝宝会出现烦躁、夜啼哭闹等,影响宝宝的生活质量,应及时就医。

◎ 宝宝湿疹与哪些因素有关?

湿疹的发病机制尚不明确,普遍认为湿疹与遗传、环境、免疫、生物因素有关,主要是遗传因素和环境因素的共同作用。

1. 遗传因素:有过敏体质家族史的宝宝更容易发生湿疹,若父母双方有一方是过敏体质,则宝宝可能也是过敏体质。

2. 过敏因素:对食物、呼吸道或者皮肤接触物不耐受或过敏所致。

3. 环境因素:常见于过度洗澡或清洗、使用刺激性肥皂、皮肤上存在金黄色葡萄球菌、出汗、粗糙织物和羊毛衣物、毛巾上的纤维、粉尘、花粉、烟雾、螨虫、干燥、湿热等,都可能引起湿疹。

4. 食物因素:对配方奶粉里的牛奶蛋白或者一些特殊成分过敏也会引起湿疹。

◎ 宝宝得了湿疹如何护理？

1. 日常护理：宝宝应穿纯棉衣物，避免环境温度过热，勤剪指甲，避免使用过热洗澡水和刺激性的香皂。

2. 外用润肤剂：沐浴后立即使用婴儿润肤剂，可以修护皮肤屏障，有利于保湿和止痒，应定时足量使用。

3. 湿敷：在皮损渗出较多、明显红肿、有糜烂或溃疡时，宜在医生的指导下进行湿敷，常用于湿敷的是生理盐水。可供参考的湿敷方法为：①将纱布叠成 4~8 层的纱块，略大于皮损面积，将其浸入溶液，然后拧至不滴水为度；②将纱布块敷于患处，持续 30 分钟，当湿润的纱块接近干时重复步骤①，不要直接往患处倒溶液；③每天进行湿敷 2~4 次，当皮损变得干燥时停止湿敷。

4. 外用药物：必要时在医生指导下涂抹外用药物。

✳ 第五十二课　如何预防宝宝意外伤害？

烫伤、摔伤、溺水、气道异物、食道异物都可导致宝宝发生意外。怎样预防这一类意外的发生呢？

◎ 如何预防宝宝窒息？

窒息是宝宝受伤和死亡的常见原因。宝宝的气道尚细小，很容易被阻塞。宝宝充满好奇心，探索环境时通常把物体放进嘴巴里，宝宝咳嗽力量小，难以排出气道阻塞物。预防宝宝窒息要注意以下几个方面：①宝宝入睡时尽量穿睡袋，避免厚重被褥捂住宝宝口鼻；②避免宝宝哭闹或运动时进食；③保持宝宝可接触到的区域安全，避免纽扣、硬币、纽扣电池、乐高小玩具、口哨等危险物品被宝宝拿到；④母乳喂养的宝宝在 6 个月添加辅食，应循序渐进，并且密切观察宝宝的吞咽情况；⑤避免将整个葡萄、圣女果等喂给宝宝食用，避免 3 岁以下的宝宝接触带壳坚果，如瓜子、花生、豆子等。

◎ 如何预防宝宝烫伤？

烫伤是最棘手的意外事件，宝宝烫伤后会产生局部疼痛、感染，可遗留瘢痕，影响生理功能。在寒冷的冬季，人们使用开水、热水器、取暖炉等更加频繁，宝宝烫伤发生概率更大。

预防宝宝烫伤要注意：①放洗澡水时先放冷水再放热水，给宝宝洗澡前一定要测水温；②使用热水袋等物品时，应确保不渗漏，并避免直接接触宝宝皮肤；③保证家中宝宝的活动区域安全，避免宝宝接触到暖气片、开水瓶、燃气灶、使用中的炊具等；④避免把宝宝独自留在厨房内或火炉旁，并教育宝宝远离火焰、电源，不碰触插头及电器。

◎ 如何预防宝宝摔伤？

因为不同年龄宝宝的运动能力、活动范围均不同，所以在不同的年龄段预防摔伤关注的重点不同。

对于1岁以下的宝宝来说，家长要注意：①日常生活中，在游戏或洗澡时，家长要正确地抱持宝宝，防止滑落摔伤宝宝；②室内可铺地毯，尽量把宝宝放在安全的地方，如婴儿围栏或者床围内；③让宝宝坐餐椅及推车时需系好安全带；④避免因为做家务、看手机等影响对宝宝的关注，家长应保证宝宝一直在自己的视线内；⑤宝宝学习走路时，购买适合宝宝的鞋，家长陪同守护，同时注意环境安全，避免玩具散落地面造成绊倒。

✳ 第五十三课　宝宝出现哪些情况需及时去医院？

宝宝从产科出院后，每个时期的随访重点不同。新生宝宝在黄疸高峰期需要每日去医院或者社区监测黄疸，随着日龄增加，宝宝需要定期体检。出生后在新生儿科治疗过的宝宝，需要按照出院记录记载的要求定期随访及复查。若宝宝出现腹胀、呕吐、不吃奶、腹泻、便血、咳嗽、呼吸快等情况，则应及时带宝宝就医。

◎ 什么是高危儿？

高危儿是指在胎儿期、分娩时、新生儿期受到各种高危因素的危害，已发生或可能发生危重疾病的新生宝宝。绝大多数高危儿能健康

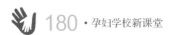

地生长发育，部分高危儿视疾病危重程度不同，以后可能有运动障碍、智力低下、语言障碍、癫痫、多动、学习困难、自闭、行为异常等后遗症发生。高危儿要进行常规健康体检，特别针对脑损伤进行检查及视听感觉检查，根据年龄选择新生儿神经行为测定（NBNA 评分）、格赛尔（Gesell）智能发育诊断、52 项运动神经检查、心理行为评定等。

◎ 有哪些妊娠合并症的妈妈在产后要警惕宝宝的安危？

有些妈妈在孕期存在一些合并症，有可能是导致宝宝发生疾病的高危因素，但并不是说妈妈孕期存在合并症，宝宝就一定会受影响，重点在于对有高危因素的宝宝定期进行医学监测，及时鉴别出异常情况，早期干预，早期治疗。妈妈在孕期出现过如下情况时需警惕宝宝安危：

1. 妈妈年龄>40 岁或<16 岁，孕前有糖尿病、感染、慢性心肺疾病、吸烟、吸毒或酗酒史，妈妈为 Rh 阴性血型，过去有死胎、死产或性传播疾病史。

2. 妈妈在怀孕期间有先兆流产、妊娠高血压疾病、贫血，胎儿宫内窘迫、胎儿宫内发育迟缓，胎盘发育不良、前置胎盘、胎盘早剥、脐带异常（脐带过短、脐带扭曲成麻花状等）、羊水量过少、羊水早破、羊水污染等疾病，孕期接触放射线、有害化学物质或药物、孕期感染（如弓形虫、风疹病毒、巨细胞病毒、单纯疱疹病毒感染）。

3. 分娩时存在窒息、脐带绕颈、难产、急产、产程延长，分娩过程中使用胎头吸引或产钳。

◎ 宝宝出现哪些情况需要警惕？

宝宝出现以下情况时需要警惕：①严重吐奶及喂养困难；②哭闹不止，无法安抚，或者过度安静几乎不哭闹；③腹胀、腹泻、便血；④咳嗽、唇周发绀；⑤体重不增；⑥喂奶时不注视人脸，眼球转动不灵活；⑦姿势异常，如角弓反张，或者肢体过度紧张僵硬，抑或过度松软；⑧下颌、手脚频繁出现抖动，握住也无法停止宝宝。宝宝出现这些情况时，家长需带宝宝及时就医。

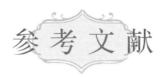

参 考 文 献

[1] 中华人民共和国疫苗管理法 [S]. 中华人民共和国中央人民政府. 2019.

[2] 疫苗流通和预防接种管理条例 [S]. 中华人民共和国国务院办公厅. 2016.

[3] 预防接种工作规范 [S]. 国家卫生健康委. 2020.

[4] 疫苗储存和运输管理规范 [S]. 卫生部和国家食品药品监督管理局. 2017.

[5] 中华人民共和国传染病防治法 [S]. 中华人民共和国中央人民政府. 2013.

[6] 新生儿疾病筛查技术规范 [S]. 中华人民共和国卫生部公报，2011，01：12-22.

[7] 儿童眼及视力保健等儿童保健相关技术规范 [S]. 国家卫生计生委办公厅. 2013.

[8] 0岁~5岁儿童睡眠卫生指南 [S]. 中华人民共和国卫生行业标准. 2017.

[9] 可用于婴幼儿食品的菌种名单 [S]. 国家卫生健康委食品安全标准与监测评估司. 2022，8.

[10] 中华预防医学会心身健康学组，中国妇幼保健协会妇女心理保健技术学组. 孕产妇心理健康管理专家共识（2019年）[J]. 中国妇幼健康研究，2019，30（7）：781-786.

[11] 中华医学会外科学分会血管外科学组. 深静脉血栓形成的诊断和治疗指南 [J]. 3版. 中华血管外科杂志，2017，2（4）：201-208.

[12] 中国肝炎防治基金会，中华医学会感染病学分会，中华医学会肝病学分会. 阻断乙型肝炎病毒母婴传播临床管理流程 [J]. 临床

肝胆病杂志，2021，37（3）：527-531.

[13] 中华医学会妇产科学分会产科学组，中华医学会围产医学分会. 乙型肝炎病毒母婴传播预防临床指南［J］. 临床肝胆病杂志，2020，36（7）：1474-1481.

[14] 中华医学会妇产科学分会产科学组. 孕前和孕期保健指南［J］. 中华妇产科杂志，2018，53（1）：7.

[15] 中华预防医学会儿童保健分会. 婴幼儿喂养与营养指南［J］. 中国妇幼健康研究，2019，30（4）：392-417.

[16] 中华医学会妇产科学分会产科学组. 中华医学会围产医学分会. 乙型肝炎病毒母婴传播预防临床指南［J］. 临床肝胆病杂志. 2020，36（7）：1474-1481.

[17] 中华医学会儿科分会儿童保健学组，中华儿科杂志编辑委员会. 中国儿童维生素D营养相关临床问题实践指南［J］. 中华儿科杂志，2022，60（5）：387-394.

[18] 中华医学会皮肤性病学分会免疫学组，特应性皮炎协作研究中心. 中国特应性皮炎诊疗指南［J］. 中华皮肤科杂志，2020，53（02）：81-88.

[19] 中国健康促进基金会血栓与血管专项基金专家委员会. 静脉血栓栓塞症机械预防中国专家共识［J］. 中华医学杂志，2020，100（7）：484-492.

[20] 中华医学会皮肤性病学分会免疫学组，中国医师协会皮肤科医师分会指南制定与规范委员会. 皮炎湿疹类疾病规范化诊断术语专家共识［J］. 中华皮肤科杂志，2021，54（11）：937-942.

[21] 中华医学会妇产科学分会产科学组，中华医学会围产医学分会. 乙型肝炎病毒母婴传播预防临床指南［J］. 临床肝胆病杂志，2020，36（7）：1474-1481.

[22] 中华医学会围产分会，中国营养学会妇幼营养分会. 中国孕产妇钙剂补充专家共识［J］. 实用妇产科杂志. 2021，37（5）：345-347.

[23] 中国妇幼保健协会助产士分会，中国妇幼保健协会促进自然分娩专业委员会. 正常分娩临床实践指南［J］. 中华妇产科杂志，2020，55（6）：371-375.

183

[24] 中华医学会围产医学分会中华医学会妇产科学分会产科学组，中华护理学会产科护理专业委员会，中国医院协会医院感染管理专业委员会，中国妇幼保健协会新生儿保健专业委员会，中国疾病预防控制中心妇幼保健中心. 中国新生儿早期基本保健技术专家共识 [J]. 中华围产医学杂志，2020，23（7）：433 - 440.

[25] 中国优生科学协会妇儿临床分会产科快速康复学组. 产科快速康复临床路径专家共识 [J]. 现代妇产科进展，2020，29（8）. 561 - 567.

[26] 中国营养学会. 中国居民膳食指南 [M]. 北京：人民卫生出版社，2022.

[27] 中国营养学会. 中国居民膳食营养素参考摄入量 [M]. 北京：科学出版社，2013.

[28] 谢幸，孔北华，段涛. 妇产科学 [M]. 9 版. 北京：人民卫生出版社，2018.

[29] 王卫平，孙锟，常立文. 儿科学 [M]. 9 版. 北京：人民卫生出版社，2018.

[30] 吴欣娟，姜梅. 助产士专科培训 [M]. 北京：人民卫生出版社，2019.

[31] 罗煜，黄美华. 母婴健康照护棘手问题解答——预防出生缺陷孕育健康宝宝 [M]. 长沙：湖南科学技术出版社，2021.

[32] 姜梅，罗碧如. 母乳喂养临床手册 [M]. 北京：人民卫生出版社，2021.

[33] 任钰雯，高海凤. 母乳喂养理论与实践 [M]. 北京：人民卫生出版社，2018.

[34] 崔焱，张玉侠. 儿科护理学 [M]. 7 版. 北京：人民卫生出版社，2021.

[35] 陈荣华，赵正言，刘湘云. 儿童保健学 [M]. 5 版. 南京：江苏凤凰科学技术出版社，2017.

[36] 陈宝英，刘宏，王书荃，等. 新生儿婴儿护理养育指南 [M]. 北京：中国妇女出版社，2018.

[37] 李芬，汪和. 优生学 [M]. 北京：人民卫生出版社，2014.

[38] 王宁利，张轶民. 眼科学 [M]. 2 版. 北京：北京大学医学出版

社，2014.

［39］熊庆，吴康敏. 妇女保健学［M］. 北京：人民卫生出版社，2007.

［40］王惠珊，曹彬. 母乳喂养培训教程［M］. 北京：北京大学医学出版社，2014.

［41］杨月欣. 中国食物成分表（标准版）［M］. 6 版. 北京：北京大学医学出版社，2019.

［42］刘兴会，漆洪波. 难产［M］. 北京：人民卫生出版社，2015.

［43］王艳琴. 40 周胎教实用百科［M］. 北京：中国人口出版社，2015.

［44］孙丽君，王爱玲，张福杰，等. HIV 阳性孕产妇全程管理专家共识［J］. 中国艾滋病性病，2020，26（3）：335－338.

［45］杨业环，郑睿敏，杨丽，等. 孕产期常见心理障碍对子代心身发育影响的研究进展［J］. 中国妇幼卫生杂志，2021，12（5）：76－80.

［46］王惠珊. 睡眠养育照护行为与儿童健康［J］. 中国儿童保健杂志，2021，29（5）：3.

［47］周渝阳，董晓灵. 淋巴细胞性脉络丛脑膜炎病毒的研究进展［J］. 重庆医学，2019，48（02）：320－322.

［48］张红品，孟祥新，丁焕香，等. 孕期体育活动健康促进研究进展［J］. 中国体育科技，2020，56（5）：80－89.

［49］章香春，陈慧敏. 产褥期妇女坚持产后康复锻炼的影响因素分析及护理对策［J］. 护理实践与研究，2020，17（2）：4－7.

［50］杨芳，林青敏，王广海，等. 我国婴幼儿睡床方式及其对睡眠结局影响的研究［J］. 中国儿童保健杂志，2018，26（6）：602－605.

［51］李玉香. 孕期同房有禁忌［J］. 中医健康养生，2020，6（08）：66－67.

［52］杨丽霞. 新生儿中耳炎 125 例临床分析［J］. 世界最新医学信息文摘，2017，17（9）：116－117.

［53］廉洁. 有利于眼睛保健的食品［J］. 家庭中医药，2021，28（07）：28－29.

[54] 兰小曼. 产后腹直肌分离康复研究进展 [J]. 全科护理, 2020,
　　 18 (11)：1321－1324.

[55] Simkin. P, Ancheta. R. 助产手册—早期预防和处理难产 [M].
　　 3 版. 雷慧中, 涂新, 译. 广州：广东科技出版社, 2015.

[56] 托马斯·W. 黑尔, 希拉里·E·罗. 药物与母乳喂养 [M]. 17
　　 版. 辛华雯, 杨勇, 译. 上海：上海世界图书出版公司, 2019.

[57] 卡伦 R. 克莱曼, 瓦莱里娅·大卫·拉斯金. 产后抑郁不可怕
　　 [M]. 郭娇娇, 译. 北京：机械工业出版社, 2014.